井上浩義［著］
慶應義塾大学医学部教授　理学博士／医学博士

知らないと危ない毒の話

「新しい毒・意外な毒」から「自分でできる解毒術まで」

アーク出版

まえがき

人類が誕生した時から、毒は私たちにとって大きな関心事でした。私たちが日常、食べるために採取する植物にも、動物にも、さまざまな毒が含まれていたからです。住環境が整わない太古の時代には、虫や爬虫類などがもつ毒も、身近な脅威でした。

私たち人間は、おそらく有史以前から、植物や動物の毒に関する知識を有し、狩猟や戦争、場合によっては暗殺などに利用してきたと思われます。もっとも古い医学書の一つである古代エジプトの『エーベルス・パピルス』（紀元前１５５０年頃）には、現在でも有毒植物として知られるトリカブトやソクラテスの暗殺に用いられたドクニンジン、アヘン、鉛や銅などの重金属が毒として記載されています。医聖として有名な古代ギリシャの医学者・ヒポクラテスは、多くの毒について詳細な記録を残し、病気と毒の関係について研究していました。紀元前３００年頃に活躍したアリストテレスの弟子のテオフラスタスは、その著書『De Historia Platarum』のなかで、毒をもつ植物について詳しい記録を残しています。

このように古代から私たちの関心を引いてきた毒ですが、近代に入るとアプローチはより科学的になり、その毒性は、生化学、生物学、化学、医学、遺伝学、生理学、薬理学、数学、物理学などの基礎学問を集約する複合領域の研究対象となります。薬の副作用としての面にも目が向けられ、よく効く、さらに早く効く薬ほど、有効性と安全性の両方に気をつけなければならないという認識が高まりました。

そして現在は、ヒトゲノム（ヒトの遺伝子）が数時間で解読できる時代となっています。薬の毒性なども患者ごとに予測し、一人ひとりのために予防措置を講じる「テーラーメイド医療」が可能となりつつあります。毎年、秋から冬にかけて流行するインフルエンザなどの感染症も、現在、進められている「ビッグデータ医療」の進展により、流行を予防できるようになるかもしれません。

私たち人間は、毒と共に生き、時代時代に即した方法で毒と戦って来たのです。しかし現在もなお、日本だけで毎年１００～２００人もの人が毒キノコで中毒を起こす事故が起きています。誰もが有毒植物と知り、気をつけているはずのトリカブトでも、ここ10年で30名を超える中毒患者が発生しています。


毒に対する知識が深まり、中毒を抑え込む態勢が進んだはずの現代社会でも、自然界に存在する毒の量は変わっていません。それどころか、私たち自身が、さまざまな目的、さまざまな経緯で、新たな毒を創り出しているのです。

本書をお読みになることで、少しでも多くの方が毒に対する関心と正しい知識をもっていただければと切に願っています。みなさんの身近に、さまざまな毒が素知らぬ顔をして存在していることを、ぜひ知っていただきたいのです。

２０１６年３月

慶應義塾大学医学部教授　　井上　浩義

まえがき
致死量ランキング――12

プロローグ 「毒」を知り「毒」に対処する

●複雑・多様化した「毒」の使われ方――14
●身近なところにも「毒」はある――15
●世の中のほとんどの物質は毒性を持つ――16
●自然毒に多い血液毒と神経毒――17
●毒性の強さは半数致死量で示す――18
●2リットルの血液を失うと人は死ぬ――21
●毒が原因で起きる「ショック」状態――22
●毒物を摂取した時の応急措置――23

1章

おもに心臓に作用する毒

1 アルカロイド——29
オモト、スズラン、キョウチクトウ…身近な植物の猛毒

2 オリトリサイド——34
スーパーの人気野菜モロヘイヤの毒

3 コルヒチン——36
「毒は薬なり」を体現する猛毒

2章

おもに神経に作用する毒

1 アコニチン——41
植物毒の代表トリカブトの毒

▼コラム 神経毒とイオンチャネル——45

2 アマニチンほか——46
食べて死んだ人は数知れず。キノコの毒

3 麻薬・ドラッグ類——52
多幸感と依存症、そして激しい禁断症状

4 テトロドトキシン　あたったら半数が死ぬフグの猛毒 58
▼コラム　人間国宝・坂東三津五郎の中毒死 59

5 ボツリヌス菌（ボツリヌストキシン）　土壌に潜む最強の毒 62
▼コラム　美容整形外科で行われるボトックス注射 65
▼コラム　土壌ハンティング 67

6 硫化水素　温泉地の窪地に潜む有毒ガス 68
▼コラム　「硫化水素ならきれいに死ねる」の嘘 72

7 ニコチン　青酸カリに匹敵すると知ってもまだ吸う？ 73

8 カフェイン中毒　清涼飲料水で人が死ぬ 78

9 酢酸タリウム　平成に入って脚光を浴びる毒物 82

10 サリンとVX　兵器以外の用途がない神経ガス 85

11
しみ込んだ土壌を汚染する合成物質
テトラクロロエチレン——88
▼コラム　今も地上に滲み出す六価クロム——91

12
砂糖の200倍の甘さを持つ人工甘味料
アスパルテーム——92

3章 おもに血液に作用する毒

1
ドラマで頻繁に使われる毒物の花形
シアン化物（青酸カリ、青酸ソーダ、青酸ガス）——99
▼コラム　自然界にも存在する青酸——105
▼コラム　毒入りカプセルを見抜くコツ——106

2
毒性も成分も豊富な生物毒の代表
ヘビの毒——107
▼コラム　アナフィラキシー・ショック——111

3
生きるのに不可欠な水で人が死ぬ？
水中毒——112

4 ミネラルも過剰摂取で毒になる
塩と「にがり」──115

5 食物連鎖とは毒素の連鎖？
マイトトキシン──119

4章 おもに臓器に作用する毒

肝臓・腎臓をはじめ

1 病原性大腸菌０１５７が産生する猛毒
ベロ毒素──125

2 事件のたびに登場するが、それ自体は無害
ヒ素化合物──129

3 「医者いらず」でも大量摂取は危険なアロエ
アロイン──134

4 意外と知らないビタミンの中毒症状
ビタミンA過剰摂取──136

▼コラム　ビタミン類の単位──139

5 歯と骨の原料も過ぎれば結石の基になる
カルシウム──140

5章 皮膚・ホルモン・その他に作用する毒

6 金・銀化合物——144
安定した金属ほどイオン化すると危険

1 リシン——149
トウゴマから抽出する5大毒素の一つ

2 アニサキス症——152
魚介類に寄生する虫が引き起こす中毒

3 水酸化ナトリウム——156
パイプ・クリーナーにも含まれる身近な劇物

4 ビスフェノールA——159
缶詰の内面コーティングに使われる内分泌攪乱物質

▼コラム　環境ホルモンと『沈黙の春』——162

5 二酸化ケイ素——163
サプリメントは有用でも添加物は毒物

6 ウラン238（劣化ウラン）——166
核燃料の残りカスが深刻な健康被害をもたらす

7 ポロニウム210——170
放射性物質を使った史上初の殺人事件

8 フッ素・フロンガス——175
抜群の安定感が人類の危機を招く

9 サリドマイド——178
「抗ガン剤」として復活した毒薬

自然に触れるとは毒に近づくこと——あとがきに代えて——181

カバー装幀／関原直子
本文DTP／丸山尚子

名　称	半数致死量（mg/kg）	含有するもの・用途
34. ホスゲン	79 ppm	農薬、毒ガス
35. DDT	110	農薬（有機塩素系）
36. メタンフェタミン	135	覚せい剤
37. コカイン	150	麻薬
38. シアン化水素	180 ppm	青酸ガス
39. カフェイン	200	茶、コーヒー
40. アロイン	200	アロエ
41. パラコート	250	除草剤（ピリジニウム系）
42. マラチオン	250～600	農薬（有機リン系）
43. アセチルサリチル酸	400	医薬（アスピリンなど）
44. オリトリサイド	500	モロヘイヤの実と種子
45. 塩素	655 ppm	工業原料、化学兵器
46. モルヒネ（アヘン）	900	ケシ、麻薬
47. サリドマイド	700	抗ガン剤
48. ウラン238	1000	二酸化ウラン（劣化ウラン）の状態
49. スコポラミン	1200	チョウセンアサガオ、医薬
50. クロロアセトフェロン	1400 ppm	催涙ガス
51. 一酸化炭素	1500 ppm	有機物の不完全燃焼
52. ビタミンA	1500	必須栄養素
53. テトラクロロエチレン	2600	溶剤、洗浄剤
54. 塩化マグネシウム	2800～4700	にがりの成分
55. 塩化ナトリウム	4000	食塩
56. 水酸化ナトリウム	5000	試薬（苛性ソーダ）
57. カルシウム	6500	（身近にある炭酸カルシウムとして）
58. エタノール	7000	酒類（個人差が大きい）
59. ビタミンC	12000	栄養素
50. 二酸化ケイ素	10000	サプリ添加物
61. アスパルテーム	10000	人工甘味料

ビスフェノールA	致死量研究なし
金と銀	致死量研究なし
水	30ℓ
寄生虫アニサキス症	致死量研究なし

致死量ランキング

（本文掲載のものを主にまとめた）

	名　称	半数致死量（mg/kg）	含有するもの・用途
1.	ボツリヌストキシン	0.000001	ボツリヌス菌
2.	テタヌストキシン	0.000002	破傷風菌
3.	ポロニウム210	0.00001	放射性物質
4.	マイトトキシン	0.00005	有毒渦鞭毛藻
5.	パリトキシン	0.00025	スナギンチャク類
6.	ダイオキシン	0.0006〜0.002	産業副産物
7.	ベロ毒素	0.001	病原性大腸菌・赤痢菌など
8.	VX	0.02	化学兵器
9.	リシン	0.03	トウゴマ
10.	ミクロシスチン	0.05	藍藻類
11.	アコニチン	0.05〜0.1	トリカブト
12.	テトロドトキシン	0.1	フグ、ヒョウモンダコなど
13.	α-アマニチン	0.1	毒キノコ（ドクツルタケ）
14.	VX	0.2〜0.3 ppm*	化学兵器
15.	オレアンドリン	0.3	キョウチクトウ
16.	サリン	0.35	化学兵器
17.	d-ツボクラリン	0.5	クラーレ、矢毒
18.	コルヒチン	0.6	イヌサフラン他、医薬
19.	ストリキニーネ	0.6〜2	マチン、殺鼠剤
20.	ニコチン	1	タバコ
21.	サリン	1.2 ppm	化学兵器
22.	シアン化カリウム	3〜7	試薬（青酸カリ）
23.	シアン化ナトリウム	6	試薬（青酸ソーダ）
24.	亜ヒ酸ナトリウム	10	試薬（ヒ素）
25.	パラチオン	10	農薬（有機リン系）
26.	メタミドホス	10〜30	農薬（有機リン系）
27.	塩化スキサメトニウム	10〜50	筋弛緩剤
28.	イペリット	23 ppm	化学兵器
29.	ジボラン	29 ppm	マウス、（ラット40 ppm）
30.	酢酸タリウム	30〜40	試薬
31.	フッ素	50	（フッ化ナトリウムとして経口摂取した場合）
32.	硫化水素	50 ppm	有毒ガス
33.	LSD	54	向精神薬

*ppmは100万分の1の濃度を示す。ここではmg/kgと同様として扱った。

プロローグ

「毒」を知り「毒」に対処する

複雑・多様化した「毒」の使われ方

「毒」と聞いて、多くの人がまず連想するのは、恐ろしい毒殺事件ではないでしょうか。テレビドラマにも推理小説にも、毒殺場面はたくさん登場します。ミステリーファンの方々の毒に関する知識も、自然と深まるはずです。

毒殺事件は、もちろん現実の世界でも起こります。

昭和の時代に使われた毒物は、もっぱら青酸、ヒ素、農薬などで、犯行の手口も食物や飲料に混入するといった単純なものでした。しかし時代が平成に変わる頃から、急激に多様化と複雑化が進みました。

１９９１年（平成３年）に発覚したのは、犯人が自分の手でトリカブトの根から毒物のアコニチンを抽出し、作用が拮抗するフグ毒（テトロドトキシン）と一緒に飲ませることで、被害者の死亡時間を延ばしアリバイを作るという手の込んだ事件でした。つまり、毒でもって毒を制すという高等な知識を、一般の人でも取得可能な時代になったのです。

21世紀に入ると、２００６年に、旧ソ連ＫＧＢの諜報部門の幹部だったリトビネンコ氏が、ロンドンで放射性物質ポロニウム２１０を使って殺害されました。その前年には、静岡県の女子高校生が母親にタリウムを飲ませる事件が起こって世間を震撼させましたが、２０１４年に殺人容疑で逮捕された名古屋の女子大生も、高校時代に友人２人にタリウムを飲ませていた事実が判明しました。２０１

5年には、30代の女性が夫に猛毒のリシンを飲ませ、殺人未遂罪で逮捕されました。2016年にも身近なアルコールであるメタノールを夫に飲ませて殺害するという事件も発生しました。

女子高生や主婦がタリウムやリシンを使って毒殺を図るなど、昭和の時代には考えられないことでした。

一般の人々の間に毒物に関する知識が急速に広がったのは、インターネットの発展と無縁ではないでしょう。2008年前後には、ネットや新聞、雑誌などで「硫化水素を吸えばきれいに死ねる」という間違った情報がさかんに流れたため、硫化水素による自殺が急増しました。

身近なところにも「毒」はある

一方では、有毒物質が関係する重大事故もたびたび起こっています。

記憶に新しいところでは、2014年8月、中国天津で危険物専用倉庫の大爆発が起こり、シアン化ナトリウム（青酸ソーダ）、硝酸アンモニウム、炭化カルシウムなどの有毒ガスが大量に飛散しました。

重大事故は遠い国の出来事だけではありません。福島の原発事故で飛散した放射性物質も、有毒物質に他ならないのです。それも、量が半分になる半減期の長い毒物による、きわめて重大な環境汚染事故と言うべきでしょう。

身近にも、大きく報道されることはありませんが、重要な問題がたくさんあります。安価な輸入缶詰の内面コーティングなどに使われるビスフェノールAは、胎児や乳幼児に環境ホルモンと同じ影響を及ぼします。クリーニング店の跡地にしみ込んだテトラクロロエチレンは、中枢神経を麻痺させます。庭木のキョウチクトウや園芸植物の万年青（おもと）、スズランなどにも有毒物質のアルカロイドが含まれます。

それどころか、人間にとって「健康的」と考えられているもののなかにも、使い方や分量を間違えれば「毒」となるものがあるのです。

たとえば、カルシウムやビタミンAを摂り過ぎると、腎臓に結石ができる恐れがあります。サプリメントに欠かせない添加剤の二酸化ケイ素は、PM2・5より危険な微小粒子です。

鉢植えにされたりヨーグルトに養分が入っているアロエも、小さな子供が口にすると脱水症状を起こすため、ヨーロッパでは絶対に乳幼児に食べさせません。栄養満点で「王様の野菜」と呼ばれるモロヘイヤは、葉は万能薬でも果実や種子に猛毒のアルカロイドが含まれています。

このように毒は、特別な物質ではありません。あたりまえの毎日、きわめて日常的な場所にもあるものなのです。

世の中のほとんどの物質は毒性を持つ

「毒」とは、生物の生体組織や機能、生命活動などに、好ましくない影響を与える物質の総称です。一般には、人間や動物の生命を奪ったり、障害を与える物質を「毒」と呼びますが、この定義はかならずしも正しくありません。

まず毒性学や科学では、ほとんどすべての物質が毒性をもつと考えます。もちろん毒性の強さは物質によって異なり、わずかな量で人を死に至らしめる猛毒もあれば、生死に関わる恐れのないものもあります。

さらに健康維持に不可欠な栄養素のなかにも、過剰に摂取すれば毒となるものがあります。ある生物にとっては何の害も及ぼさない物質が、別の生物に対しては強い毒性を示すこともあります。多くの医薬品には副作用がありますが、副作用は「毒」としての作用に他なりません。また、単体なら無毒でも、別の物質と一緒に摂取すると毒性をもつこともあります。

ほとんどの物質には毒としての側面があり、用途や対象、使用量、組み合わせなどによって毒にも薬にもなるのです。身近に存在し、毎日のように接している物質のなかに、使い方を誤れば毒となるものがたくさんあるということです。

ただし、法律上は「毒物及び劇物取締法」で指定された物質のみが毒です（毒物は28種、劇物は94種、特別毒物は10種）。毒物と劇物の違いは、生命に深刻な影響を及ぼすものが「毒物」（目安としては2ｇ以下で死に至るもの）、毒物ほどではないけれど不都合を与えうるものが「劇物」（目安としては2～20ｇで死に至るもの）に分類されます。

自然毒に多い血液毒と神経毒

毒の分類法は、起源、性質、作用、使用目的などによって何種類もあります。まず起源で分類すると、大きく「自然毒」と「人工毒」に分けられます。

自然毒は、動物や植物がもっている生物由来の毒（生物毒）のことで、一般的な「毒（poison）」と区別するため「毒素（toxin）」とも呼ばれます。動植物が毒素をもつのは、多くの場合、外敵から身を守るためか獲物を捕らえるためです。しかし、フグ毒や貝毒のように、捕食した餌の毒素が体内で濃縮・蓄積されている場合もあります。

一方、人工毒には、産業用などの目的で合成した物質が意図に反して毒性をもってしまったものや、化学兵器として意図的に開発されたものなどがあります。

また毒が、どの部位に、どのような形で作用するか（これを作用機序といいます）により、血液毒、神経毒、実質毒（肝臓・腎臓毒）、腐食毒、発ガン毒、遅延毒（遺伝性の毒）などに分類できます。自然毒に多いのは血液毒と神経毒です（次ページ表組参照）。

この分類に似てますが、本書では作用機序ではなく作用部位によって以下の5つに分類しています。

＊心臓に作用する毒……心筋の機能を阻害し、心臓麻痺を起こす毒です。
＊神経系に作用する毒……情報の伝達を阻害し、筋肉を麻痺させる毒です。
＊血液系に作用する毒……赤血球を破壊するなどして、血液障害を起こす毒です。
＊肝臓・腎臓に作用する毒……肝臓や腎臓の細胞を冒して変性させる毒です。
＊皮膚・ホルモン・その他に作用する毒……右のどのグループにも属さない毒、放射線・環境ホルモンなどの毒です。

ここに挙げたのは、どちらかと言うと短時間で影響を受ける毒です。ある意味、毒らしい毒と言えるかもしれません。

毒性の強さは半数致死量で示す

毒性の強さを表すために広く用いられる数値が致死量、つまり生物が摂取したり被曝したりする

作用機序による毒の分類

血液毒	血液の凝固を防ぐ毒。あるいは血液中の赤血球を破壊し、ヘモグロビン結合体をつくるなどして、血液障害（出血、酸欠など）を起こさせる毒。一部のヘビ毒やハチ毒、一酸化炭素、水銀、鉛、ベンゾール系の薬品、医薬品のサルファ剤などに含まれる。
神経毒	神経系を冒し、情報の伝達を阻害することで筋肉の麻痺をひき起こす毒。フグ毒やヘビ毒の一部、有機溶剤、ニコチン、サリン、ボツリヌス菌の毒など。
実質毒（肝臓・腎臓毒）	肝臓、腎臓など内臓の細胞を直接、冒して、変性させる毒。キノコの毒や亜ヒ酸などがこれに当たる。
腐食毒	接触した部分の皮膚や粘膜の細胞を破壊する毒。硫酸など腐食性の強酸、水酸化ナトリウム（苛性ソーダ）などの強アルカリ、水銀などの重金属が含まれる。
発ガン毒	ガンを引き起こす毒。ガン細胞を生み出すイニシエーター（引きがね毒）と、ガン化を促進するプロモーター（促進毒）がある。カビ毒のアフラトキシンなどが代表的なもの。
遅延毒（遺伝性の毒）	摂取した本人には影響がないが、胎児、あるいは未来に生じる子や孫に影響する。サリドマイドや放射性物質が代表的なもの。

と死に至る量です。通常、体重1kgあたりの摂取・被曝量（mg）で表します。

ただし致死量は、生物の種類や発達段階、性差、体質、健康状態、投与方法、時期などさまざまな要素に影響されるため、明確な数値を求めることはひじょうに困難です。

半数致死量（LD50）の概念図

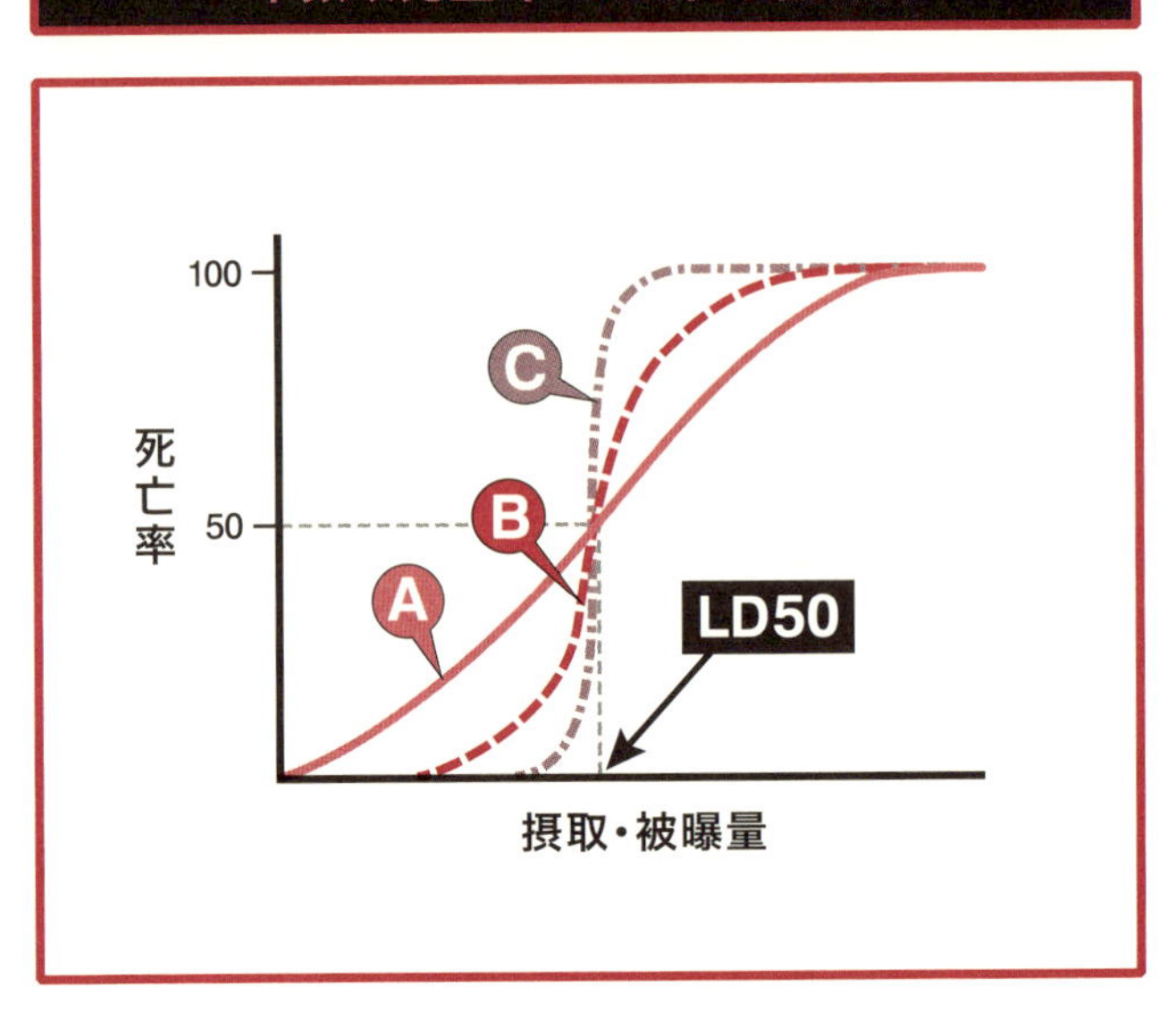

そこで多くの場合、目安として比較的精度が高い半数致死量が使われます。上記の図の中で毒の効き方が緩やかな場合でも急な場合でも、数値のブレが小さいためです。Aの場合でもBの場合でもCの場合でもほとんど変わらない値を示します。「半数致死量（LD50・50% Lethal Dose）」とは、ある毒物を生物に与えたとき、半数が死に至る概算量です。たとえば、毒キノコの毒素であるα-アマニチンの半数致死量は0・1mgですから、体重60kgの成人が6mg（0・1mg×60kg）摂取すれば半数が死亡すると考えられます。

毒物がガスなどの気体の場合は「半数致死濃度（LC50・50% Lethal Concentration）」を用います。

同じ致死量でも、逆に安全性を示したいときは「最小致死量（MLD・Minimum Lethal Dose）」

や「最低致死濃度（MLC・Minimum Lethal Concentration）」などが用いられます。

本書で取り上げる毒素のなかには、現実にはほとんど死に至る恐れのないものもあります。しかしその場合も、計算上の半数致死量を紹介します（12、13ページのランキング参照）。

2リットルの血液を失うと人は死ぬ

どんな猛毒を口にしても、人間はそんなに簡単に死ぬものではありません。逆に言えば、自殺志願者がすばやく確実に死にたいと思って猛毒を服用しても、息絶えるまでにはかなりの時間がかかり、その間、塗炭の苦しみを味わわなければなりません。

それでは、人間が突然、死ぬのは、どんなときでしょう。

心臓や肝臓、腎臓に重い病いがあっても、すぐに死ぬことはありません。もちろん、ガンでもすぐには死にません。人間が短時間で死亡するのは、血液を大量に失ったときか、脳が働かなくなったときか、どちらかに限られます。

人間の体内にはおよそ5ℓの血液が流れていて、そのうち2ℓを一気に失うと「出血死」します。交通事故で重傷を負ったり、刃物で刺されたりして出血しても、血液が2ℓ流れ出るまでは出血死することはありません。これは動脈も静脈も同じです。戦国時代に首を切ったのは動脈の中でも頸動脈は外部から浅い位置にあり切りやすかったこと、動脈は静脈にくらべ止血しにくかったからです。

ところが現実には、出血量は1ℓに満たず、脳が直接、損傷を受けたわけでもないのに、急死することがあります。なぜでしょう。

多くの場合、その原因は脳への血液供給が途絶えることにより、酸素供給も途絶え、いわゆる「出血性ショック」を起こしたからです。刃物で心臓を刺されるなどして即死するときも、直接の死因は出血性ショックです。動脈が損傷した位置によっては、脳以外の臓器に血液がまわらないときにもショックは起こりますが（虚血状態）、脳はとくに大事な臓器なので死亡しやすいのです。

毒が原因で起きる「ショック」状態

医学や生理学で言う「ショック」とは、身体が瞬時にして活動から鎮静へ、生理的な状態から非生理的な状態へと切り替わることです。非生理的な状態とは、具体的には急激に血圧が下がったり、全身アレルギー症状が出たりする状態です。そうした状態は突然、血管が拡張したり、動脈から多量に出血することで生じます。血流が滞って脳細胞に酸素や栄養素が輸送されず、脳が機能不全を起こすのです。

症状としては、顔が蒼白になり、全身の力が抜けて意識を失います。脈が弱くなり、放置すれば1時間以内に呼吸不全を起こして死亡します。

ショックを起こす原因は、大きく4つに分けられます。

＊血液量減少性ショック

――外傷による出血や火傷などが原因で、血液や体液が大量に失われて起こります。

＊血液量配分性ショック

――失神などの神経性ショック、アナフィラキシー・ショック、敗血症などにより、血管が著しく拡張して起こります。

＊心不全性ショック

――心臓に心筋梗塞や鬱血性心不全などの病因があって、心拍出量（心臓から送り出される血液量のこと）が減少し、心臓自体が動かなくなることで起こります。

＊閉塞性ショック

――強度の気胸（ききょう）や肺塞栓症（はいそくせんしょう）、心臓腫瘍などにより血流が妨げられ、肺が機能しなくなって起こります。

これらのうち、毒に関係するのは血液量配分性ショックと心不全性ショックです。

血液量配分性ショックの原因の一つとなるアナフィラキシー・ショックはアレルギー症状ですが、ヘビ毒やハチ毒、キノコの毒などタンパク質でできた自然毒で起こることもあります。一方、心不全性ショックはフグ毒などによって起こります。

毒物を摂取した時の応急措置

誰かがショック症状を起こしたとき、近くにいる人はどうすればよいでしょう。応急措置としてやるべきことと、やってはいけないことをまとめておきましょう。

◎は急いで行うべきこと
○は場合によっては行うほうがよいこと
×は行ってはいけないこと

◎ 救急車を呼ぶ

まずやるべきは、救急車を呼ぶことです。何をおいても119番に連絡してください。緊急電話をかける2～3分の間、ショック状態に陥った患者を放置しても、死んでしまうようなことはありません。

中毒患者の応急措置は、救急隊員に任せるのが原則です。毒の種類によっては胃洗浄が必要な場合もあるし、強心剤や解毒剤や抗毒血清（毒抗体）の注射が必要な場合もあるし、さらに輸血が必要な場合もあります。いずれも一般の人にできることではありませんし、判断もつかないでしょう。一刻も早く救急隊員の手にゆだねるべきです。ただし、どのようなものを摂取したのか、状態はどうかを正確に把握し、伝える必要があります。

周囲に誰もいないときは、患者自身が、意識のあるうちに何としてでも助けを呼ばなければなりません。応急措置が遅れると、命は助かっても重い後遺症が残ることがあります。

× 患者を助け起こす

ショック状態の患者が倒れたときは、助け起こしたり、起き上がらせたりしてはいけません。横たえたままでいいのです。

患者は血管が拡張して血圧が下がった状態にあります。ただでさえ脳に血液が送られにくくなっているのです。そんなときに上体を起こしたら、頭が心臓より高くなるため、血流はさらに悪化し、脳が酸欠状態になってしまいます。

○ 脚を高くする

救急隊員や病院の専門スタッフは、横たわっている患者の脚を15㎝から30㎝ほど高くすることがあります。脳への血液供給を助けるためです。ただし、その姿勢を1時間以上続けたり、脚を30㎝以上上げたりすると、横隔膜を圧迫して肺換気が悪化するので、かえって危険です。

✕ 無理に吐かせる

患者が自分で嘔吐できるときは、吐かせます。ただし、自分で吐けないときに、周囲の人が無理に吐かせてはいけません。吐物が気管に入る恐れがあるからです。毒の種類によっては、吐かせることでかえって症状が悪化することもあります。

患者の喉に指を突っ込んで吐かせようとすれば、指を噛み切られる危険もあります。「箸を突っ込んで吐かせれば安全」などと言う人もいますが、これもたいへん危険です。

とくに子どもの場合は、通常でも大人より吐かせにくく、気管が詰まりやすいので、絶対に吐かせてはいけません。

○ 水や牛乳を飲ませる

漂白剤やトイレの洗浄剤、換気扇の洗浄剤、台所用洗剤、シャンプーなど、刺激のある塩素系の薬品を誤飲したときは、患者本人に飲み込む力があれば、水か牛乳を飲ませます。薬品を薄めて、粘膜への刺激をやわらげる効果があります。あまり多く飲ませると吐いてしまうので、無理なく飲める量（成人でコップ1杯半、小児ではその半分程度）にとどめます。

しかし、除光液、殺虫剤などの石油製品、タバコ、防虫剤を飲み込んだときに牛乳を飲ませてはいけません。石油成分やニコチンが乳脂肪分に溶け、体内に吸収されやすくなってしまうからです。また水は飲ませても何の役にもたちません。

✕ 酒を飲ませる

疲れ切った人や怪我をした人を元気づけるため、「気つけの一杯」などと言って強い酒を飲ませることがあります。しかし、ショック状態の患者には、絶対にアルコール類を飲ませてはいけません。酒を飲めば、一時的には血管が収縮して血圧が上昇し、元気になります。しかしその後、血圧は急激に下がるため、逆効果なのです。

○ 空気のきれいな場所に移動させる

ガス状の毒物を吸い込んだときは、すぐ空気のきれいな場所に移動させる必要があります。周囲に誰もいないときは、患者自身が這ってでも移動しなければなりません。

しかし、中毒事故が起こった室内や窪地、穴などに、何の防護もないまま救助に入るのはたいへん危険です。二次被害が発生する恐れがありますから、救助隊の到着を待つべきです。有毒ガスが充満した建物の窓をいきなり開放するのも危険です。周囲にガスを拡散させる恐れがあるからです。

○ 水で洗う

毒物が目に入ったときは、すぐに流水で10分以上洗います。ただし、コンタクトレンズが外れない場合は無理をせず、できるだけ早く眼科を受診します。

毒物が皮膚についたときは大量の水で洗います。また、毒物が付着した衣類も、すぐに脱がせます。

＊　＊

毒物への対応は毒物の種類によって異なります。日本赤十字社などでは毒物・救護サイトを開示しています。参考にしてください。

1章

おもに心臓に作用する毒

1. おもに心臓に作用する毒

おもに心筋に作用し、心臓を過剰に動かすことで結果的に心停止を招く毒のグループです。共通する特徴として、窒素（N）を含んでいます。

窒素は植物の肥料の必須成分（窒素、リン、カリウム）として知られますが、植物だけでなく、地上に棲息するすべての生物に不可欠な元素です。とくに酸素と結びついた一酸化窒素（NO）などの酸素化合物は、心筋や血管を柔軟に保つうえでひじょうに重要です。

代表的な物質がニトログリセリン（$C_3N_3H_5O_9$）。すばやく血管を拡張し、心筋の働きを高める強心作用があるため、狭心症などの発作が起きた際の舌下剤（飲み下さず、口の中に含んだまま使用する薬）として使われます。ただし量が過ぎると、心筋を無理に動かし、暴走させます。心臓が働くためにはカルシウムが必要ですが、心筋が働き過ぎるとカルシウムの補給が間に合わなくなり、最悪の場合、心臓が止まってしまうのです。

植物に含まれるアルカロイドの多くも、ニトログリセリンと同じ作用をもっています。つまり、強心剤となる一方で、心臓を暴走させる恐れがあるのです。摂取量が多過ぎると心拍が乱れ、心筋がバクバクと異常なリズムで鼓動し始めます。しだいに、めまいや嘔吐が起こり、呼吸が困難となり、昏睡状態に陥り、最終的には心臓が停止して死亡します。

オモト、スズラン、キョウチクトウ…身近な植物の猛毒

アルカロイド

毒物にはつねに「劇薬」や「取扱注意」の警告ラベルが貼ってあるわけではありません。日々の生活のなかで身近に接する植物のなかにも、猛毒をもつものがあります。たとえば、庭木や花壇の花、玄関脇の鉢植え……。

オレアンドリン
致死量ランキング 15位
0.3 mg/kg

●強心作用を持つアルカロイド

植物の毒としてはトリカブトがあまりにも有名ですが、毒をもつ植物は他にもたくさんあります。

植物がもつ毒のほとんどはアルカロイドです。「アルカロイド」とは、窒素を含むアルカリ性の植物成分の総称で、植物塩基とも呼ばれます。分子中に窒素原子を含む天然の小型の有機化合物です。

激しい毒性とともに強い鎮痛作用をもつことが多いのも、アルカロイドの特徴です。そのため麻酔剤などの医薬品から麻薬まで、さまざまな分野で使われます。たとえば、モルヒネ、ストリキニーネ、エフェドリンなどの鎮痛剤、コカインなどの麻薬、コーヒーやお茶に含まれるカフェイン、タバコに含まれるニコチン、調味料や食品に含まれるイノシン酸やビタミンB_1、染料となるインディゴ、そしてアコニチンやコルヒチンなどの猛毒類……、これらがすべてアルカロイドなのです

（31ページ表参照）。

成分の多くは強心配糖体、つまり強心作用をもつステロイドで、ニトログリセリンと同じく弱った心臓の収縮力を強めます。したがって強心剤ともなりますが、心臓が過剰に動くとカルシウムが枯渇して心拍のペースが乱れ、心停止に陥る恐れもあります。

漢方薬などで使われる薬草や、昔から食べてはいけないと言い伝えられてきた野草には、このアルカロイド系の成分が含まれています。しかし、猛毒のアルカロイドを含む植物は、多くの人々が普通に暮らしている住宅街の道端や自宅の庭にもあるのです。

●花も葉も、すべてが危険なキョウチクトウ

たとえば、キョウチクトウはインド原産の常緑低木です。タケの葉に似た細長い葉をもち、夏から秋にかけてピンク色や白色の花を咲かせます。広島の原爆被災地でいち早く花を咲かせたことで知られるとおり、たいへん丈夫で大気汚染や乾燥にも強いため、高速道路の中央分離帯、都会の街路樹や緑化樹、一般住宅の庭木としてもよく植えられています。

ところがこのキョウチクトウ、じつは花も、葉も、茎も、根も、果実も、種子も、すべてに毒が含まれるという、たいへん危険な植物です。

キョウチクトウに含まれるアルカロイド系の毒成分には、オレアンドリン、ネイリン、ジギトキシゲニン、ロサジェニンなどがありますが、もっとも多く含まれるオレアンドリン（$C_{32}H_{48}O_9$）は半数致死量0・3㎎／㎏という猛毒物質です。

経口摂取すると、めまい、嘔吐、手足のしびれ、脱力、下痢、腹痛、呼吸困難などが起こり、最終的には心停止して死亡します。

過去にフランスでは、キョウチクトウの小枝をバーベキューの串として使った結果、7人が死亡するという事件が起きています。やはりキョウチクトウの小枝を箸代わりに使って中毒した事件も

植物に含まれる代表的なアルカロイド

アコニチン	トリカブトに含まれる猛毒成分
アトロピン	ベラドンナなどのナス科植物に含まれる猛毒成分。パーキンソン病、サリン、VXガス中毒の治療に使われる
アリストロキア酸	ウマノスズクサ類に含まれる
アレコリン	ビンロウに含まれる。興奮、刺激、食欲の抑制作用あり
エフェドリン	麻黄に含まれる。鎮咳効果あり
オレアンドリン	キョウチクトウに含まれる。嘔吐、下痢、呼吸困難など
カフェイン	コーヒー豆、緑茶、紅茶、カカオに含まれる。中枢神経興奮作用あり
キニーネ	キナの皮に含まれる。マラリアの特効薬として使われる
クラーレ	アマゾンで毒矢として使われた
コカイン	コカから抽出。中枢神経興奮作用あり
コルヒチン	痛風の特効薬
サマンダリン	主にファイアサラマンダー (Salamandra salamandra) の皮脂腺に含まれる
シロシビン	シビレタケ属ヒカゲタケ属に含まれる成分
スコポラミン	ナス科ハシリドコロなどに含まれる成分。交感神経抑制。主に乗り物酔い止め薬として使われる
ストリキニーネ	マチンに含まれる成分
スワインソニン	アメリカホドイモの莢（さや）に含まれる成分
ソラニン	ジャガイモの芽や皮に含まれる
タキシン	イチイの果肉を除く部分に含まれる
テオフィリン	利尿薬、気管支喘息治療薬
テオブロミン	カカオに含まれる成分
トマチン	トマトの花、葉、茎、未熟果実に含まれる。トマトの害虫忌避成分。人体へは腹痛、下痢等の症状
ニコチン	タバコ草に含まれる。喫煙による摂取では人体への影響は弱いが依存症になる傾向大
ビンカアルカロイド	ニチニチソウに含まれる10種以上のアルカロイドの総称。ビンクリスチン、ビンブラスチンなどには細胞分裂阻害作用があり抗ガン剤として用いられる
ベルベリン	キンポウゲ科オウレン、ミカン科キハダの成分。止瀉薬として使われる
モルヒネ	アヘンより抽出されるオピオイド。中枢神経抑制、鎮痛効果あり
リコリン	ヒガンバナ科の植物に含まれる。ヒガンバナ自身はガランタミンも含有

ありました。乾燥した葉が家畜の餌に混入し、それを食べたウシやウマが死んだという事例もあります。

キョウチクトウの怖いところは、植えてある周辺の土壌、枯葉からできた腐葉土、花を生けた水、さらには生木を燃やしたときに生じる煙にまで有毒成分が含まれる可能性があるのです。つまり、自宅が火事になったとき、庭木のキョウチクトウが燃えた煙を吸い込んで死ぬ恐れもあるということです。

●スズランやオモトでも中毒死する

自宅の庭にスズランを植えている人も多いでしょう。スズランは清楚で可憐な花で、とても人気がありますが、やはり猛毒をもつ植物です。コンバラトキシン、コンバラマリン、コンバロシドなどの有毒なアルカロイドを含んでいるため、これらを摂取すると、キョウチクトウと同じように嘔吐や下痢、不整脈、興奮、昏睡などが起こり、最終的には心停止して死亡します。

庭に植えて鑑賞するだけなら危険はありません。中毒を起こすのは、おもに経口摂取した場合です。過去には予想もできないような不幸な事故が起こったという報告もあります。くれぐれも注意が必要です。

オモト（万年青）にも毒があります。ユリ科の常緑の多年草であるオモトは、長さ30～50㎝もある大きな葉が特徴で、江戸時代から観賞用の鉢植えとして愛されてきました。しかし、茎や根にロデインやロデキシン、ロデアサポニンというアルカロイドの成分が含まれています。それらアルカロイドには強心作用があるため、インターネットなどではオモトを「強心剤」と紹介するサイトもありますが、きちんとした医学的知識をもたないまま、強心剤として使うのは危険きわまりない話です。事実、過去には、心臓の悪い夫婦が強心剤のつもりで口にして死亡した事件が起こっています。

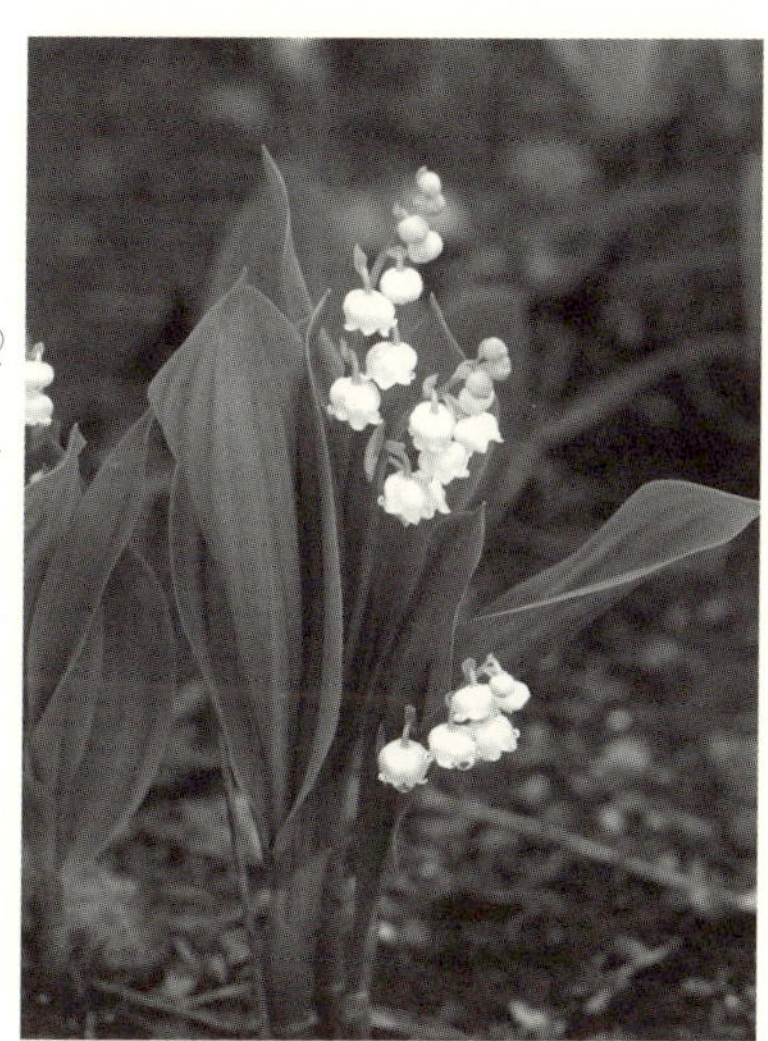

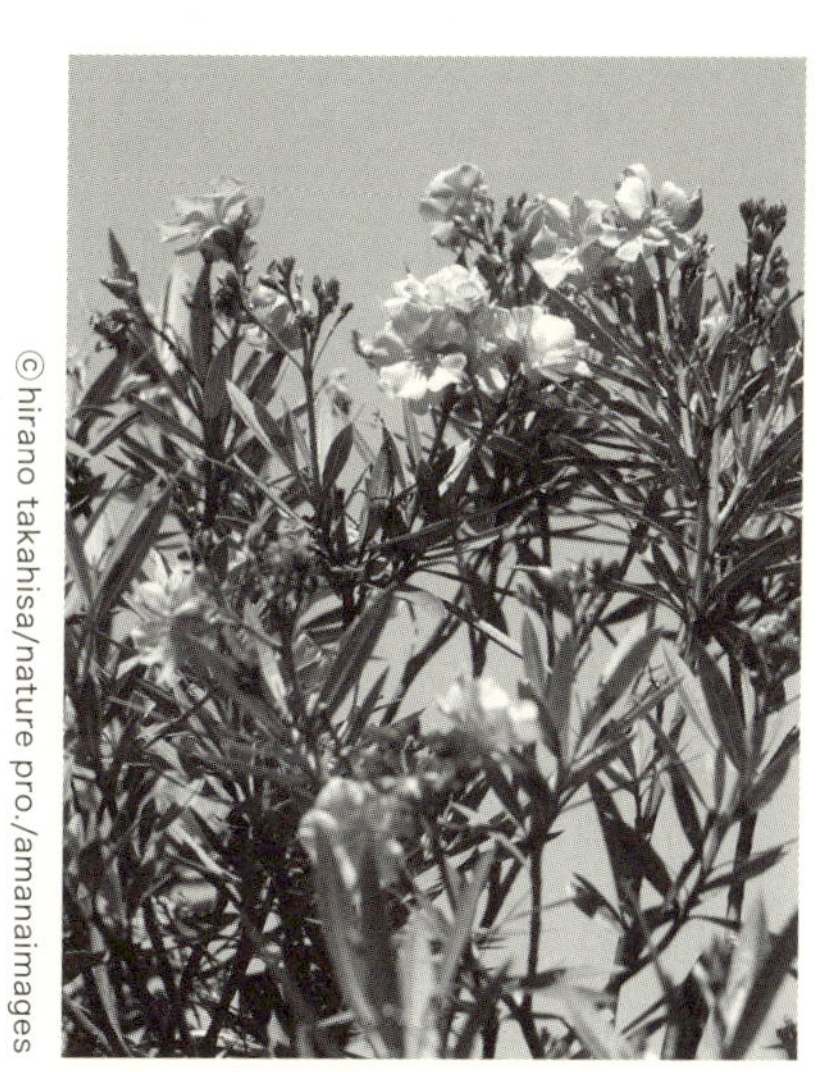

▶身近な植物にも猛毒がある（スズラン(左) とキョウチクトウ(右)）

キョウチクトウ、スズラン、オモトなどと同じく有毒なアルカロイドをもつ身近な植物としては、他にヒガンバナ（曼珠沙華）やジギタリス、水仙、イヌサフラン、アセビ（馬酔木）、シャクナゲ、レンゲツツジなどがあります。いずれも、庭に植えて鑑賞するだけなら問題ありませんが、間違っても小さな子供が口にしないよう、注意が必要です。

＊　＊

ここに記したように、私たちの身の回りには毒を持つたくさんの植物があります。逆に言えば、私たちの周りの植物は食べることができないものばかりだと思ったほうがよいでしょう。「これは食べられるよ」という経験談も、摂取量や採取時期が異なると、必ずしも正しいとは限らないことを知っておく必要があります。

スーパーの人気野菜モロヘイヤの毒

オリトリサイド

古代エジプトの王様が好んだという栄養野菜。夏バテ解消の秘密兵器などとして、日本でも急速に人気が高まってきました。しかし、間違っても実や種を食べてはいけません。ウシをも殺すほどの猛毒が含まれています。

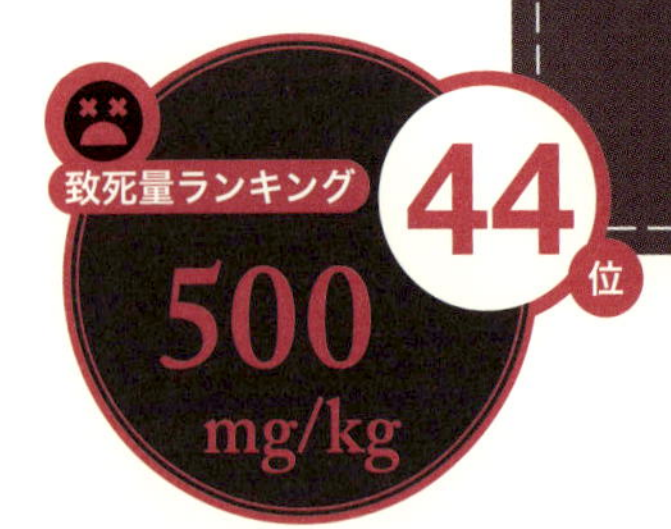

●スーパーマーケットにも並ぶ「野菜の王様」

モロヘイヤは、エジプトなど北アフリカ原産のアオイ科の一年草です。和名は「シマツナソ」。日本に入ってきたのは１９８０年代になってからですが、現在では日本各地で栽培され、スーパーマーケットの棚にも並ぶようになりました。

急速に普及したのは、栄養素を豊富に含んでいるからです。シソに似た形をした葉は、食物繊維が豊富で、カロテン、ビタミンB、ビタミンCなどのビタミン類、カリウム、カルシウムなどのミネラルを豊富に含んでおり、カリウムを含むためか血圧を下げる作用も確認されています。

原産地のエジプトでは、古代の王様が重い病を患ったとき、モロヘイヤを食べて元気になったという言い伝えがあり、「王様の野菜」「野菜の王様」とも呼ばれています。そうしたエピソードも、健康志向の強い日本の消費者の興味をひいたのでしょう。

さらに、モロヘイヤは動物の粘膜などに存在する細胞保護物質であるムチンという糖タンパク質をたくさん含みます。そのため若葉を刻んだりゆでたりすると、独特の粘りをもちます。そんなところも、「粘りのある食材は身体にいい」と考える日本人の好みに合っていたのかもしれません。

●葉以外は絶対に食べてはいけない

モロヘイヤの葉は、間違いなくすぐれた栄養食品です。ただし、その実や種子は絶対に食べてはいけません。

細長いさやに包まれた実の種には、強心作用のあるオリトリサイド、ストロファンチジンなどが含まれています。かつて毒矢にも使われたことのある猛毒です。

この物質には、これまで述べたように血管を拡張させ、心筋の動きを高める作用があります。したがって、狭心症の発作時など心筋への血流が不足しているときは効果的ですが、健康な状態で摂取するとかえって危険です。心筋が過剰に働き始めカルシウムの補給が間に合わなくなり、鬱血性心不全を起こして死亡することもあるからです。

そうした事故を避けるため、日本ではモロヘイヤの実や種子の販売が禁止されています。市販されているのは安全な葉だけですから、スーパーなどで買ったモロヘイヤを食べて中毒することはないでしょう。

心配なのは、家庭菜園などでの栽培です。モロヘイヤは丈夫な植物なので、一般家庭でも簡単に栽培できます。しかし、十分に気をつけているつもりでも、ちょっと気を抜いた間に実を結び、子どもやペットのイヌが口にしてしまう危険性があるのです。

実際に、日本でも平成8年に、実のついたモロヘイヤを餌に混ぜてウシ与えてしまい、5頭のうち3頭が中毒死する事件が起こっています。モロヘイヤの実に含まれるアルカロイドは、ウシをも殺す猛毒なのです。

「毒は薬なり」を体現する猛毒

コルヒチン

ギリシャ・ローマ時代から痛風の特効薬として用いられてきましたが、使い方を誤れば猛毒です。薬草と間違えて中毒する事故も後を絶ちません。

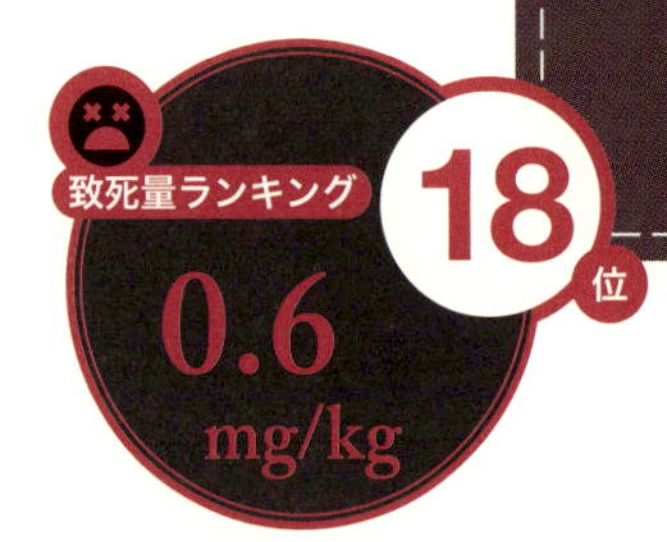

●イヌサフランに含まれる猛毒

コルヒチン（$C_{22}H_{25}NO_6$）は、イヌサフランの種子や球根に含まれる、猛毒のアルカロイドです。イヌサフランは「コルチカム」とも呼ばれるユリ科の多年草で、湿地などに自生します。春、地下の球根から葉を出し、秋になって葉が枯れた後、サフランやクロッカスによく似た薄紫色の花を咲かせます。

サフランのめしべは香辛料として珍重されます。また、クロッカスは観賞用の花として、家庭の花壇などにも植えられます。両者ともアヤメ科の植物なので、花は似ていてもイヌサフランとはまったく別の植物です。もちろん、毒性はありません。ところが、それらと間違えてイヌサフランが一般家庭の庭に植えられ、ペットのイヌが球根を掘り起こして食べて中毒死するといった事件が起きています。

ややこしいことに、イヌサフランが似ているの

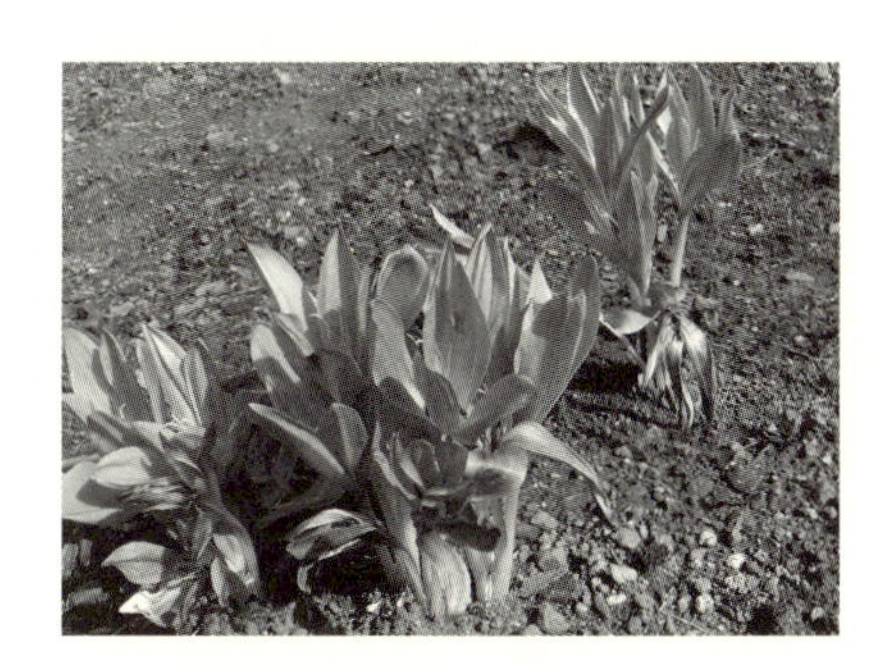

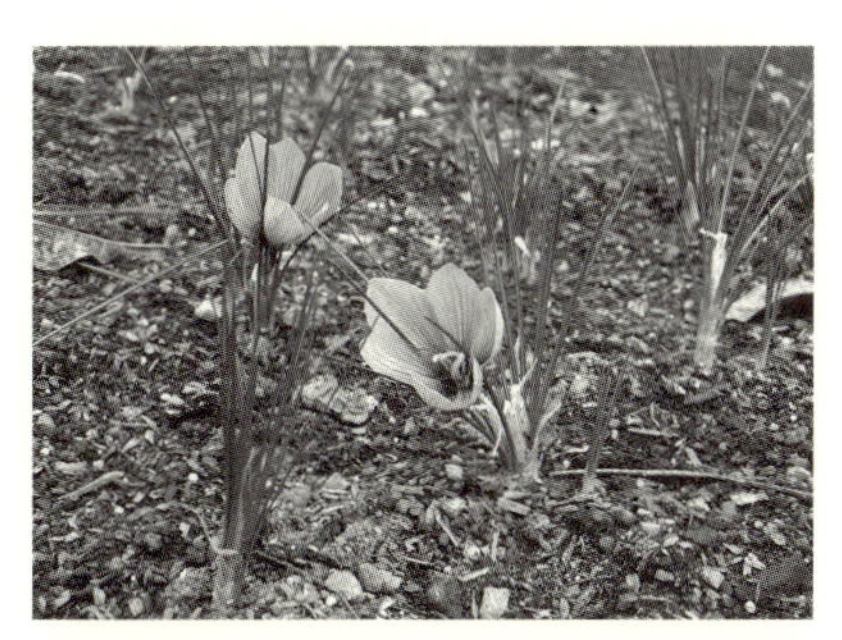

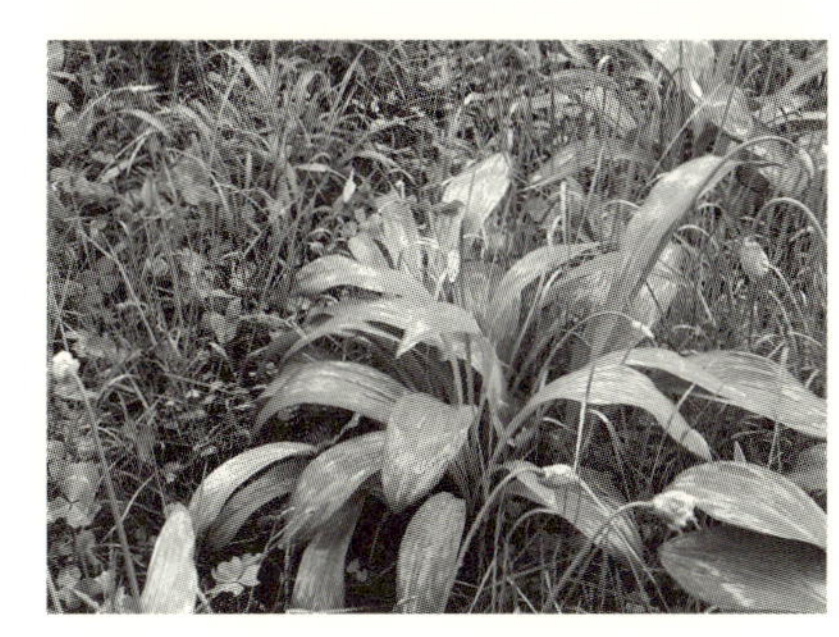

▶花の見分けが難しいイヌサフラン（左）とサフラン（右）
葉はギョウジャニンニクとも似ている（下）

写真提供）いずれも酒井英二氏

はサフランやクロッカスだけではありません。同じユリ科の多年草であるギョウジャニンニクは、ニラに似た独特の香りをもつ人気の山菜で、初夏になるとこれを目当てに山に入る人たちがたくさんいます。ギョウジャニンニクと違ってイヌサフランには臭いがありませんが、若い葉の形がよく似ているため、誤食して中毒死する事故が起こるのです。

イヌサフランの葉は、ミョウガやスズランの葉とも似ています。実際に、ミョウガと間違えてイヌサフランの球根を食べて中毒した事例もあります。

●解毒剤はないが痛風・リュウマチに効く

コルヒチンの中毒症状はヒ素とよく似ています。症状が現れるのは摂取後数時間。口内や喉の痛み、皮膚の痛み、嘔吐、発熱、下痢、背中の痛みなどが起こり、腎不全や呼吸不全により死亡します。コルヒチンのための解毒剤はありません。

中毒時は対処療法で治療します。

コルヒチンはまぎれもなく猛毒物質です。しかし、リウマチや痛風の急性発作を止める特効薬として、現在も処方されています。

イヌサフランの成分が痛風に効くことを最初に指摘したのは、「薬草学の父」とも呼ばれる古代ギリシャの医師・植物学者ペダニウス・ディオスコリデスです。有効成分のコルヒチンが発見されたのは19世紀ですから、ディオスコリデスの時代には具体的な作用はわからなかったはずですが、それでもはるか昔からイヌサフランは痛風の薬として使われてきたのです。

コルヒチンは細胞の中の微小管に結合して、その働きを妨げます。この微小管は細胞分裂の時に必要なものなので、コルヒチンがあると細胞は数を増やせず、成長や代謝が止まってしまいます。

またコルヒチンには、白血球の一種である好中球の活動を阻害することで炎症を鎮める作用も認められています。

同様にリウマチに対しても、細胞分裂を阻害して過剰な骨形成を妨げ、炎症反応を抑えることができます。しかし、痛風やリウマチ以外の痛みを鎮める効果は確認されていないので、コルヒチンが痛みに対してどのように効くかは未だ不明なところがあります。

痛風やリウマチに効くからといって、コルヒチンが猛毒であることに変わりはありません。経口投与する適量を定めるのがむずかしく、少し前までは過剰投与によって中毒症状が出ることもありました。ギリシャ・ローマ時代に遡れば、どのくらいの患者が中毒の犠牲になったのか想像もつきません。

「毒は薬なり」と喝破したのは、16世紀のスイスの医師・錬金術者アインジーデルン・パラケルススですが、コルヒチンはまさにその言葉を体現する物質なのです。

2章

おもに神経に作用する毒

2. おもに神経に作用する毒

神経は私たちの生命活動を支配しています。したがって、神経系に作用し、即効的かつ致死性が高い毒は、きわめて危険です。植物の毒から菌類の毒、化学物質まで種類が多く、メカニズムも多様で複雑ですが、作用する方法によって大きく3つに分けられます。

第一は、神経自体の働きを止める毒物。神経系の基礎単位である神経細胞（ニューロン）は、「樹状突起」と呼ばれる短い突起を介して神経伝達物質をやりとりすることで、情報伝達を担っています。ところが、ある種の毒物には神経細胞を破壊する作用があるのです。エタノール（酒類）なども、ゆっくりと神経細胞を殺す毒です。

第二は、神経伝達物質の生産を阻害したり枯渇させたりする、あるいは逆に神経伝達物質を異常に多く生産させる毒物です。神経伝達物質のドパミンやセロトニンを過剰に供給させることで多幸感や陶酔感をもたらすのが、いわゆる麻薬類。逆に、ドパミンが枯渇すればパーキンソン病、セロトニンが減ればうつ病を発します。

第三は、細胞のイオンチャネルに作用する毒物です。細胞は細胞膜にあるチャネル（孔）を通してカルシウムイオンやナトリウムイオンを出入りさせ、生体活動に必要な情報伝達を行っています。しかし毒物のなかには、そのチャネルをふさぐものがあります。結果、必要な情報が細胞に伝わらず、筋肉が収縮や弛緩を行えなくなり、麻痺やしびれが起こります。最悪の場合は呼吸も心臓も停止して、死に至ります。

植物毒の代表　トリカブトの毒

アコニチン

トリカブトに含まれるアコニチンは、代表的な有毒アルカロイドです。日本でも古くから知られ、漢方薬として重用される一方、毒矢にも使われてきました。ミステリー小説にもしばしば登場。現実世界でも、小説顔負けの驚くべき殺人事件が起こっています。

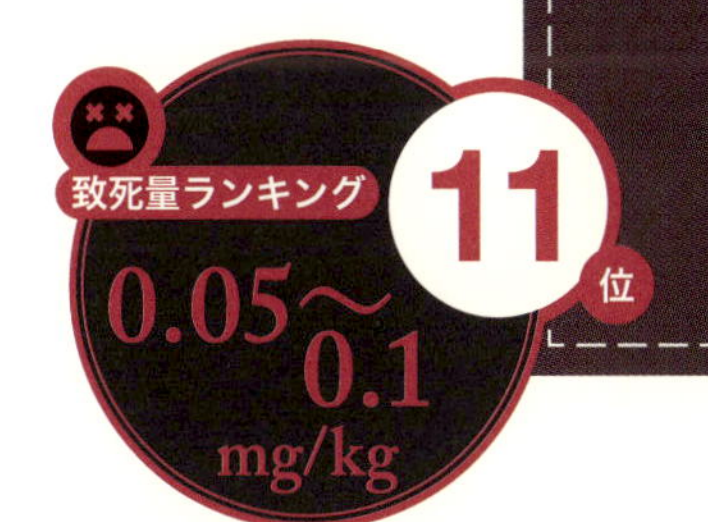

●殺人の疑いはあるが、アリバイは完璧

１９８６年5月20日、沖縄県石垣島で33歳の女性が亡くなりました。当初、死因は急性心筋梗塞と診断されました。しかし、行政解剖を行った医師、大野曜吉・琉球大学医学部助教授（当時）は不審を感じ、女性の臓器と血液を保存することにしました。

女性は死亡する前日、夫とともに那覇到着。翌20日、友人３人と合流し、夫と別れて石垣島に渡りました。

女性が突然、苦しみ始めたのは、石垣島のホテルに到着してからです。救急車内で心肺停止状態に陥り、病院で死亡が確認されました。

騒動となったのは、夫を受取人として女性に多額の生命保険がかけられていたからです。捜査の過程で、夫が大量のトリカブトとフグを購入していたことや、二人の前妻も若くして死んでいる事実などが明らかになり、夫に保険金殺人の疑いがかけられました。

しかし、女性が苦しみ始めたのは、那覇空港で夫と別れてから1時間半以上も後です。当時は毒をゆっくり溶かすような技術（製剤技術）はまだありませんでしたから、発症までにそれほど時間がかかるはずはありません。夫のアリバイは完璧と思えました。

アリバイが崩れたのは5年後です。保存されていた女性の心臓と血液から、トリカブトの毒であるアコニチンとフグ毒のテトロドトキシンが検出されたのです。それらは毒が毒の効果を抑えるという相反する作用をもつため、うまく調合すれば、それぞれの作用を拮抗させて発症時間を遅らせることが可能だったのです。

●作用の反する二つの毒を巧みに使う

アコニチンもテトロドトキシンも神経毒の一種です。多くの神経毒は、細胞の生体膜にあるイオンチャネルに影響することで作用を及ぼします（45ページコラム参照）。

イオンチャネルは特定のイオンを出入りさせるためのゲートです。ゲートを開閉して臓器や組織の働きを調整するのです。その開閉の制御システムにはいくつかのパターンがあります。

たとえば、細胞の生体膜の電位に応じて開閉する電位依存性、分子の特異的な結合によって開閉するリガンド依存性、機械的な変形などによって開閉する機械刺激依存性、温度によって開閉する温度依存性などがあります。実際の作用は細かい条件によって異なり、きわめて複雑です。

トリカブト殺人事件では、ナトリウムチャネルを活性化させるアコニチンと、逆に働きを阻害するテトロドトキシンの作用を拮抗させることで、発症時間を調整したと考えられます。まさに前代未聞の知能犯罪と言うべきでしょう。

夫は殺人罪で告訴され、２０００年に無期懲役が確定。２０１２年、大阪医療刑務所内で病死しました。

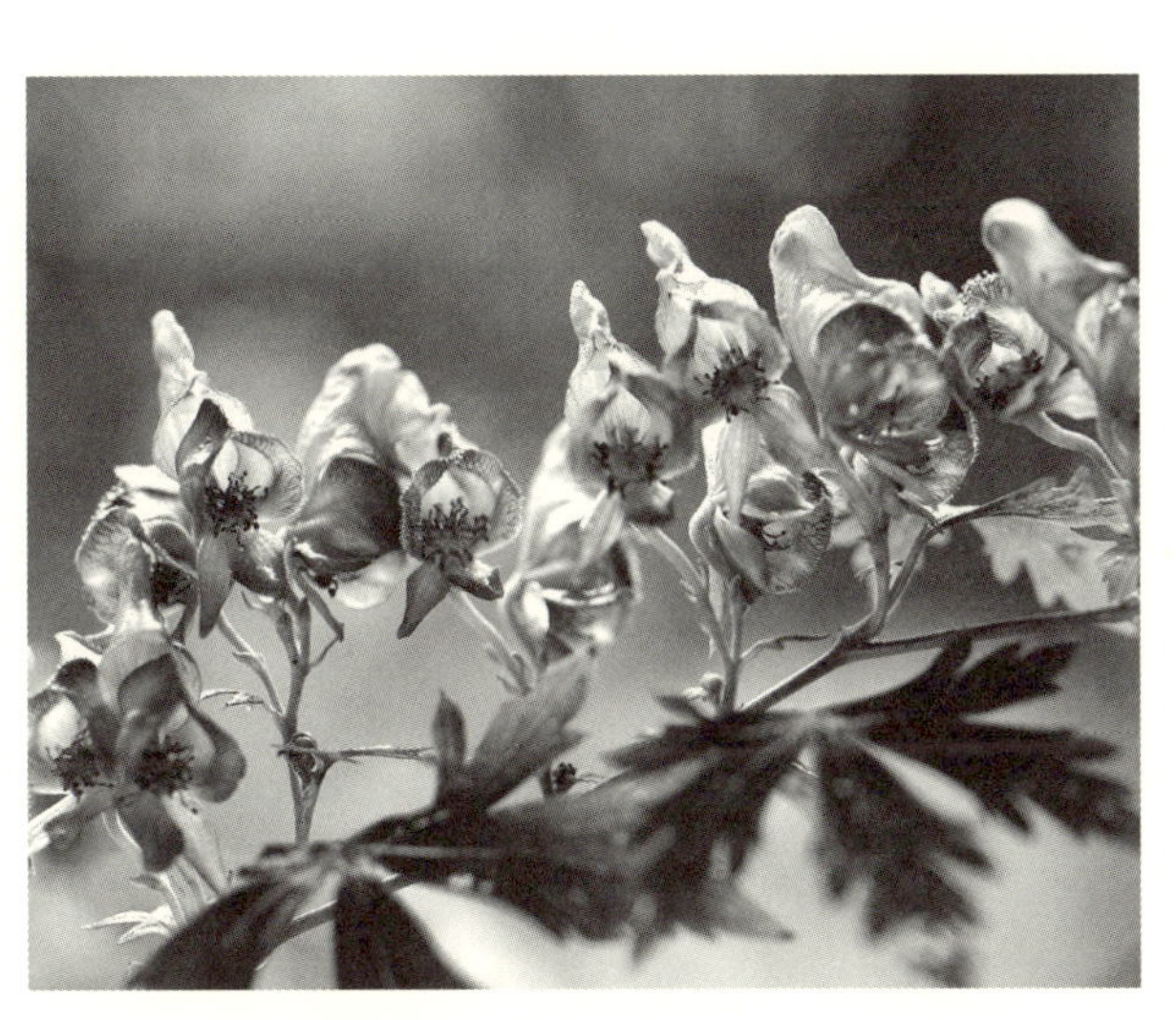

© TOKIKO TAKEUCHI/SEBUN PHOTO/amanaimages

▶山地でごく普通に見られるトリカブトは古くから毒性が知られている

●解毒剤がなく吐かすか胃洗浄しかない

トリカブトはキンポウゲ科の多年草で、ヨーロッパ、インド、アジア各地の森林や草原に広く自生しています。日本の山地でもごく普通に見られる植物です。とくに毒性が強いのは、東北から北海道にかけて分布するオクトリカブト（ヤマトリカブト）とされます。

茎は１ｍほどの高さまで直立し、光沢のある葉が互生し、夏の終わりに紫色の小さな花を穂状にたくさん咲かせます。猛毒のアコニチンを含むのは、地中にまっすぐ伸びる円錐形の太い根です。

アコニチン（$C_{34}H_{47}NO_{11}$）はトリカブトが産生する代表的な神経毒のアルカロイドで、クロロホルムやベンゼンには溶けますが、水には溶けません。生体内に摂取されると、ナトリウムチャネルを活性化させることで、嘔吐や痙攣、呼吸困難、心臓発作などを引き起こします。

日本では、古くから毒性が知られ、「鳥頭（うず）」や

「附子」と呼ばれてきました。毒矢に使われたこともありますが、一方では生薬の解熱剤や鎮痛剤としても使われてきました。

　昔は正月に飲む屠蘇にトリカブトの根を加える地方もありました。そうした利用法は16世紀の中国の書物『本草綱目』に紹介されています。この本はすぐに日本でも翻訳されて広く普及したため、トリカブトの屠蘇も広まったのでしょう。あらかじめ毒抜きをしなければならないのですが、手抜きをしてそのまま屠蘇に入れてしまい、中毒することもあったようです。もちろん現在、一般に市販されている屠蘇散にトリカブトは含まれていません。

　アコニチンに対しては解毒剤も特効薬もないため、ひとたび摂取してしまったら、嘔吐させるか胃洗浄をする以外の措置はありません。

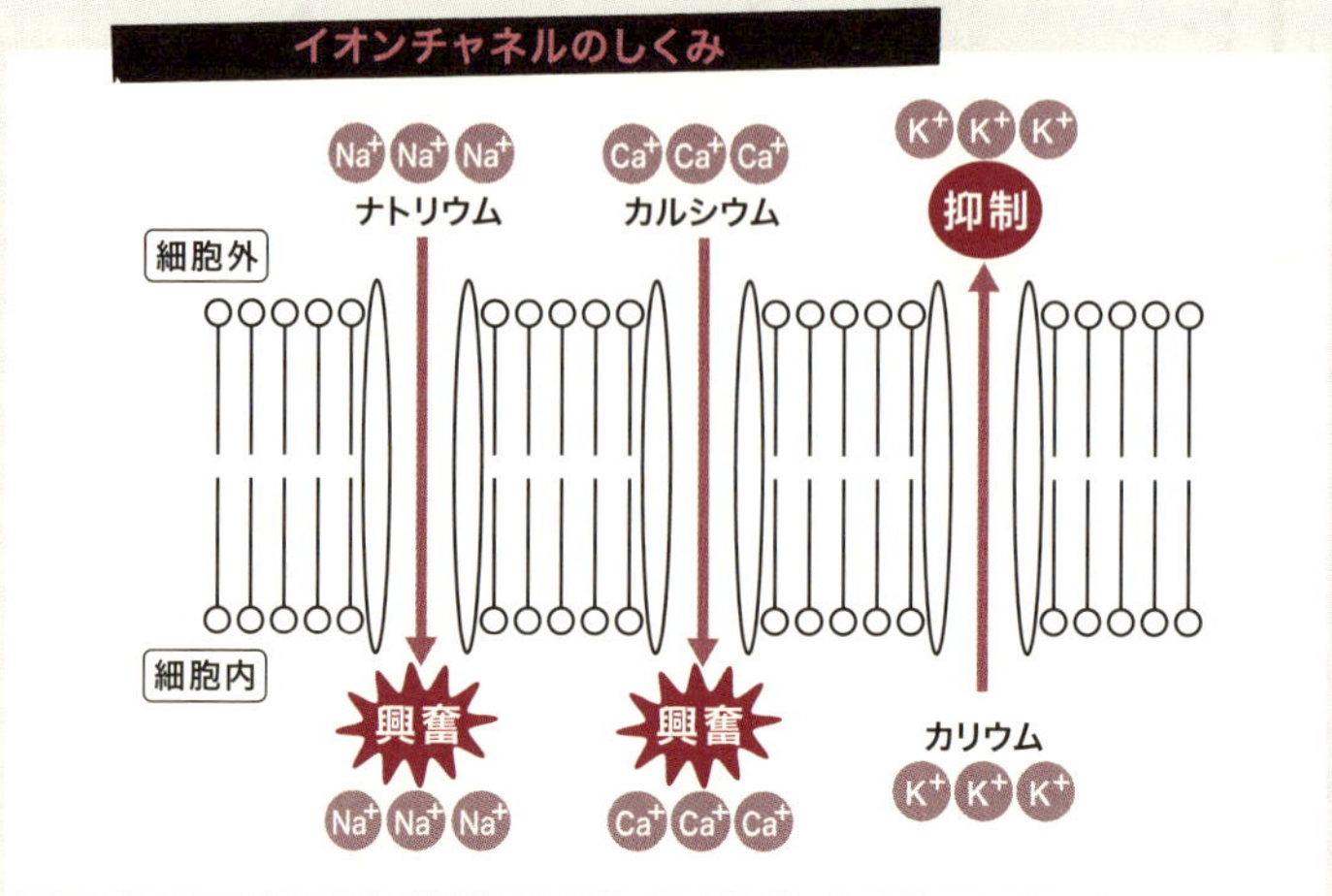

イオンチャネルのしくみ

COLUMN

神経毒とイオンチャネル

多くの神経毒は、イオンチャネルに影響を与えることで神経系を障害し、それが支配する筋肉の麻痺などを引き起こします。「イオンチャネル」とは、神経細胞の生体膜にある情報伝達装置の一つです。

神経細胞で情報伝達や筋肉の動きなどを支配するのは、ナトリウム、カリウム、カルシウムなどのイオンです。たとえばナトリウムイオンは、細胞膜の内外を行き来することで、神経細胞や心筋細胞を興奮させたり、鎮静化させたりすることができます。カルシウムイオンは、心臓の拍動をコントロールしています。

ところが、電荷をもつイオンは水には馴染みますが、油である脂質を通過しにくく、生体膜を通り抜けることができません。そのため生体膜には、イオンの通り道としてイオンチャネルが設けられているのです。

イオンチャネルは、タンパク質でできた細長い孔です。孔の途中にゲートが設けられており、外界からの刺激に応じてゲートを開閉することで、イオンを通過させます。ほとんどのイオンチャネルは1種のイオンだけを特異的に通しますが、何種類かのイオンを通過させるチャネルもあります。

イオンチャネルは、そのようにして細胞内外のイオンの濃度を調整することで、細胞膜の電位や細胞の活動を正常な状態に保つという、重要な役割を担っているのです。

ところが神経毒が体内に入ると、イオンチャネルの孔にかぶさったり、孔に異常な信号を与えて、イオンの通り道をふさいでしまいます。たとえばフグ毒のテトロドトキシンはナトリウムチャネルを、サソリの毒のカリブドトキシンはカリウムチャネルを阻害します。その結果、イオンが通過できなくなって必要な情報が細胞に伝わらず、急速に麻痺が起こって心停止などに至るのです。

食べて死んだ人は数知れず。キノコの毒

アマニチンほか

キノコ類に含まれる毒こそは天然の猛毒の代表であり、種類も多彩です。キノコは旧石器時代から日本全国で食べられてきました。毒キノコを食べて死んだ人は数えきれないほどいたでしょう。現在でも、毎年、全国で数十件から100件近くの中毒事故が起こっています。

致死量ランキング 13位

0.1 mg/kg

●中毒を起こすのは30～50種？

キノコの毒は「植物毒」に分類されますが、そもそもキノコは樹木や草花などの「高等植物」とは違います。葉も茎も根もありません。葉緑素がないから、光合成も行いません。キノコはカビや酵母と同じ菌類で、胞子によって繁殖します。

胞子は、菌類や藻類の生殖細胞のひとつです。ひじょうに多くの種類がありますが、いずれも雌雄の別なく単独で発芽し、増殖します。シダの葉を裏返してみると、小さなイボのようなものがきれいに並んでいることがあります。胞子の入った胞子嚢です。この胞子嚢が成熟してはじけると、胞子が周囲に飛び散ります。そして、湿った地面に落ちて発芽し、枯葉や倒木、ゴミ、動物の排泄物などを栄養源として成長するのです。

キノコの胞子は、傘の裏側のヒダの間にあります。ひと粒ひと粒はとても小さく、肉眼で見ることはできません。胞子が成熟してヒダから離れると、細胞が糸状に連なった「菌糸」が伸び、傘や柄などキノコの本体を形づくっていきます。

菌というと、大腸菌やビフィズス菌などの「細菌」を思い浮かべる人もいるでしょう。しかし、それらの細菌とキノコとでは細胞の構成が違います。細菌の細胞が1個から数個なのに対し、キノコは多細胞生物なのです。細菌と区別するために「真菌」と呼ばれることもあります。

日本に自生するキノコは2500種とも5000種とも言われます。このうち猛毒をもち、中毒を起こすキノコは30～50種程度と考えられています。しかし、ほんとうのところ、毒性の微弱なものも含めれば、いったいどれくらいのキノコが毒をもつのかもわかっていません。

キノコについては、まだまだわからないことがたくさんあるのです。

●名人が採ったものでも安全ではない

菌類のなかには、酵母や麹菌のように細胞一個で増え、人間の暮らしに有用なものもあります。しかしキノコの多くは多細胞で有毒です。なぜ、キノコには毒があるのでしょうか。

いろいろな説がありますが、定説はありません。はっきりわかっているのは、キノコの組織内には周囲の環境中にあるさまざまな成分が凝縮されやすいということです。

梅雨の頃、庭先や玄関脇などに、突然、キノコを発見した経験はないでしょうか。前日にはなかったはずなのに、たった1日で立派なキノコになっているから驚きます。

それもそのはず。周囲の栄養素を貪欲に吸収するので、キノコの成長は速いのです。キノコは菌系からさまざまな酵素を放出しますが、それらの酵素には周囲の細胞を破壊する働きがあります。細胞を壊して中の栄養分を吸収するためです。

2011年の福島第一原発事故で放出された放射性物質が一番濃縮した植物はキノコ類でした。

キノコのなかには健康食品として売られている

品種もあります。たとえば、アガリクスや霊芝は抗ガン作用をもつと言われて人気です。これらの効果発現の機序は未だよくわかっていません。ヒトに低い毒性を与えることで自身の免疫力を活性化させるというのも一つの作用だと言われています。いずれにしても抗ガン作用も毒性の裏返し。ガン細胞を殺せるということは、健康な細胞も殺せるということです。

一般の方々は「キノコは本来、有毒なもの」と心得て、スーパーマーケットや青果店で買える食用キノコ以外は食べないほうが無難でしょう。現在では、シイタケやシメジなどの食用キノコの多くは人工的な環境で無菌状態のオガクズを菌床として栽培されていますから、何の心配もありません。

しかし、有毒物質に汚染された土地で育つ露地物のキノコは、思わぬ毒性を秘めているかもしれないので要注意です。

また、野生のキノコは、たとえ「キノコ名人」が採ったものであっても、安全とは言い切れません。事実、山菜・キノコ料理を売り物にする料理店が提供したキノコで中毒した事件も起こっています。

●「殺しの天使」の異名を持つものも

シイタケやシメジ、マツタケなどの食用キノコは、総じて茶色っぽく、見た目が地味です。一方、毒キノコには、色彩が派手で見るからに毒々しいというイメージがあります。その代表がベニテングタケ。真っ赤な傘に白いイボ状の斑点が散らばる姿は、じつに派手で毒々しく、童話やアニメでもおなじみです。

しかし、すべての毒キノコがベニテングタケのような派手な見た目をしているわけではありません。地味な色合いの毒キノコもたくさんあります。

たとえば、ドクツルタケ。傘の大きさが5㎝から15㎝という大き目のキノコですが、傘も柄も白く、すっきりした立ち姿はむしろ清楚な印象で、毒性を感じさせません。ところが実際は、毒キノコのなかでもとくに毒性が強く、「殺しの天使」と呼ばれるほどなのです。

ドクツルタケの毒の主体は、環状ペプチドのα-アマニチン（$C_{39}H_{54}N_{10}O_{14}S$）です。致死量は体重1kgあたり0・1mg。1本食べただけで体重60kgの成人を死に至らしめる猛毒です。「白いキノコは食べるな」という言い伝えがあるのはそのためです。

私たちの祖先は多くの悲劇を目の当たりにするなかから、どのキノコが安全で、どのキノコが危険なのかを知り、子孫に伝えてきました。その過程で、毒キノコに関する言い伝えもたくさん生まれました。

しかし残念ながら、科学的にはまったく意味のない迷信や間違いも多いのです。たとえば「タテに裂けるキノコは食べられる」という言い伝えがありますが、ニガクリタケやカキシメジなど有毒なのにタテに裂けるキノコはたくさんあります。「ナスと一緒に煮れば食べられる」「塩漬けにすれば食べられる」も間違いです。ドクツルタケやツキヨタケなどは、いくら塩に漬けてもまったく効果がありません。

●毒の正体と中毒症状

キノコの毒は、キノコの種類ごとに異なります。天然の毒はほとんどが血液毒か神経毒ですが、キノコの毒に多いのは神経毒で、とくに消化器系に作用します。

毒の成分は、基本的にはアミノ酸の分子が結合したペプチドです。ペプチドはアミノ酸の数や配列によってホルモンや酵素、抗生物質にもなりますが、キノコ毒の場合もアミノ酸の配列によって種類が違います。

また、多くのキノコが複数の種類の毒素をもっており、ドクツルタケの毒にもα-アマニチンのほか、ファロイジンなど数種が含まれています。

毒の種類が多いので症状も一概には言えません

が、毒キノコを摂食すると、おおよそ30分から数時間で吐き気や腹痛、下痢などの症状に襲われるのが典型的です。軽症なら数日以内に自然に回復するでしょう。しかし重症の場合はのたうちまわるほど苦しみ、意識がもうろうとしたり、医療措置をとっても数時間から数日間も苦しんだりすることがあります。

ドクツルタケの場合は、食後6時間から24時間後に嘔吐、下痢、腹痛などコレラに似た症状が現れます。しだいに体内の細胞が破壊されて、肝臓や腎臓の機能障害が起こることもあります。すみやかに病院へ行って適切な処置を受ければ助かりますが、放置すると命を落とす恐れがあります。

一方、神経系に作用して、視力障害や酩酊、興奮、狂乱、幻覚症状、意識障害などを引き起こす毒キノコの仲間もあります。多くの場合は摂食後1時間から数時間で嘔吐や腹痛、続いて耳鳴り、めまいなどの症状が起こり、異常な興奮状態になりますが、ワライタケのように摂食直後から狂乱し、笑い出したり踊り出したりすることもあります。そうした症状を引き起こすキノコを「幻覚性キノコ類」と呼びます。

●致命傷にはならないが早期に胃洗浄を！

最近では、毒キノコを食べて亡くなる人はほとんどいません。すぐに適切な治療を受ければ助かります。その意味で、キノコの毒は致命的な毒とは言えなくなったのかもしれません。

しかしキノコについては、わからないことがまだまだたくさんあります。キノコを食べて身体に異変を感じたときは、1分でも1秒でも早く医師の診察を受けることです。

即効性をもつ解毒剤はありませんが、手遅れになる前に体内から毒の成分を抜けば救われます。現在では日本中、どこの医院や診療所でも胃洗浄、催吐、活性炭投与などの処置を行う設備が整っています。

代表的な毒キノコ

ドクツルタケ

北半球一帯に広く分布するもっとも危険なキノコ。

初夏から秋、ブナやミズナラの広葉樹林の地上に発生することが多い。5～15cmの中・大型で、傘も柄も白。食後6時間から24時間後にコレラに似た症状が現れて治まるが、その後24時間から72時間で内臓の細胞がスポンジ状に破壊され、最悪の場合、死に至る。

テングタケ

いかにも毒キノコらしい派手な容姿で知られる。

夏から秋、広葉樹林で普通に見られる。6～15cmの中型。灰褐色の傘が広がると、白い斑点のようなイボが現れる。腹痛、下痢、嘔吐、痙攣、錯乱、幻覚などの中毒症状を引き起こす。紅色のベニテングタケのほうが大き目で毒々しく見えるが、毒性はテングタケのほうが強い。

ツキヨタケ

形がヒラタケ、色がシイタケに似て地味なため中毒事件が多い。

日本特産。秋に広葉樹林の枯木や幹に群生する。10～20cmの大型。傘は半円形か円形で、最初は黄色っぽいが紫褐色に変化する。肉厚で、柄は太く短い。暗闇で見ると傘の裏側が青白く発光する。食後30分から1時間で嘔吐、下痢など消化器系の中毒症状が現れる。幻覚や痙攣をともなうこともある。1日から10日程度で回復する。

カエンタケ

あまりに不気味なため、食べて中毒する人はいない。

初夏から秋、ブナやコナラなどの広葉樹林の地上にある枯木や倒木に発生する。3～15cmの小・中型。オレンジ色から赤色で、細長い角か指が地中から火炎のように這い上がっているように見える。食後30分から発熱、嘔吐、下痢などを発症。薬用酒で飲んで中毒した例がある。触れただけで炎症が起きたり肌がただれたりするので要注意。

ワライタケ

中枢神経を侵し、強い幻覚症状を引き起こす。

春から秋にかけ、牧場や草原、畑地で牛馬の糞などに発生する。傘は2～4cm、柄の長さは4～10cmの細長いキノコで、柄は縦に裂けやすい。傘も柄も色は灰色から黄褐色で、いたって地味。食べると30分から1時間で神経が異常に興奮し、色彩豊かな幻覚症状が現れ、笑い出したり踊り出したりする。毒の分解とともに、数時間で症状は治まる。

多幸感と依存症、そして激しい禁断症状

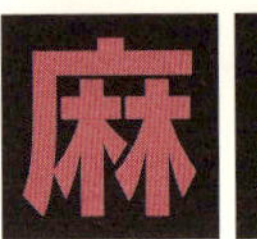
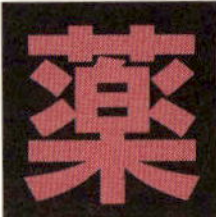
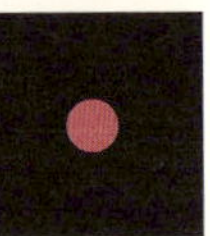
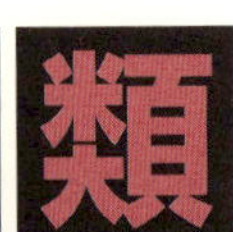

麻薬・ドラッグ類

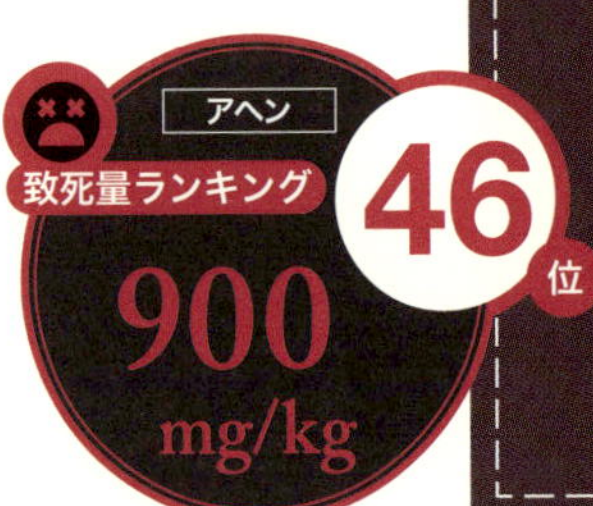

洋の東西を問わず、紀元前の昔から、麻薬は日常生活の近くにありました。原料は植物のアルカロイドやカンナビノイドなどの天然物質です。20世紀半ばには、化学合成された覚せい剤が登場。そして現在は、危険ドラッグをめぐり、警察と開発・販売組織が熾烈な「いたちごっこ」を展開しています。

●アヘン、ヘロインはケシの実から作る

「麻薬」とは、麻酔・鎮静作用と習慣作用を併せ持つ薬物のことです。法律的には、日本の「麻薬及び向精神薬取締法」や国際的な「麻薬に関する単一条約」で指定された薬物です。アヘン、モルヒネ、ヘロイン、メタトン、コカイン、マリファナなどが代表的です。

それらのうち、アヘン、モルヒネ、ヘロインの原料となるのが、ケシの実です。ケシはケシ科の一、二年草で、ヨーロッパ東部の原産。ギリシャから中近東、インド、中国などでおそらく薬草として栽培されました。日本には室町時代に伝わり、津軽地方で栽培が始まったとされます。そのため、「津軽」と呼ばれた時代もありました。現在は一般の栽培は禁止されています。

ケシの未熟な果実からとれる乳液を乾燥したものが、アヘンです。アヘンに鎮痛効果や催眠効果があることは、5000年も前から知られてきま

した。18世紀半ば頃には中国から世界に広がり、19世紀に入るとその中毒性が社会問題化します。

アヘンはイギリスにとって、すでに重要な貿易商品となっていました。インドで大量栽培したケシでアヘンをつくり、中国に輸出したのです。それがきっかけで勃発したのがアヘン戦争（1840～42年）でした。当時の中国では、成人の約3割がアヘン中毒にかかっていたとも言われます。

●依存性の強いモルヒネ、麻薬王ヘロイン

アヘンの主成分がアルカロイドの一種だと判明したのは1804年でした。そのアルカロイドは、ギリシャ神話に登場する夢の神モルフェウスにちなんで「モルヒネ」と名づけられました。

モルヒネ（$C_{17}H_{19}NO_3$）には、痛みを感じる受容体の興奮を伝達させず、結果的に脳に痛みを感じにくくさせる作用があります。

依存性が強いため、現在は「麻薬に関する単一条約」の管理下にあり、どの国でも使用が厳しく制限されています。ただし医療分野では、ガンなどの強い痛みを緩和する薬として、また戦場では負傷時の痛みを軽減するものとして、使用が認められています。

ヘロイン（$C_{21}H_{23}NO_5$）は、塩酸モルヒネを無水酢酸で処理した結晶性の白い粉末です。19世紀末に鎮咳薬として開発され、ドイツのバイエル社から市販されました。あまりにも作用が強いため、世界中で販売が禁止されましたが、非合法な流通システムを介して世界に広まってしまいました。

「ヘロイン」という薬名は、ギリシャ神話の神人エロス、つまり「ヒーロー」に由来します。作用の特徴は、強い多幸感、陶酔感、安堵感などで、作用の強さから「麻薬の王」とも言われます。精神的、肉体的な依存性も高く、使用をやめようとすれば「地獄そのもの」と言われる激しい禁断症状に襲われます。

アメリカ国内だけでも中毒者は数十万人もいる

とされ、過剰摂取による中毒死や長期間の使用による衰弱死、自殺などの死者数は今なお増える傾向にあります。

●精神高揚の作用を持つコカイン

一方、南米原産のコカ（コカノキ）からつくられる麻薬がコカインです。

コカはアンデス山脈周辺のペルー・ボリビア一帯から、アマゾン川流域の高地に生えるコカノキ科の灌木です。その葉に含まれる結晶性のアルカロイドが、コカイン（$C_{17}H_{21}NO_4$）です。

コカインは、ドパミントランスポーター（細胞外に放出されたドパミンを取り込む役目を持ったんぱく質）に直接結合して神経接合部でのドパミンの再取り込みを阻害します。すると脳の中にドパミンがたくさん出ている状態と同じになるのです。そのため快い感情や正の意欲が生まれてきます。

ゆったりした陶酔感や安堵感をもたらすヘロインと違って、コカインは瞳孔が開き、すっきりと爽快な気分になり、活力が湧いてくるのです。幻覚などの知覚異常が生じることもあります。そうした興奮・高揚作用は覚せい剤と似ています。

古代インカ帝国の時代からアンデスに住む人たちは、コカの葉を神聖な霊薬として扱っていました。ヨーロッパに伝わったのは16世紀。コカインが分離されたのは19世紀半ば過ぎのことです。

●合法化される麻薬・マリファナとハシシ

マリファナ（大麻）も紀元前の時代から薬として使われてきました。現在は麻薬として扱う国が多数派で、日本では大麻取締法で規制されています。しかし、純然たる麻薬であるヘロインやコカインと比べ、その立ち位置はかなり微妙です。

マリファナはインド大麻の葉や花冠を乾燥させたもので、「グラス」や「葉っぱ」とも呼ばれます。他に大麻の樹脂を板チョコ状や棒状に固めたものがあり、こちらは「ハシシ」「チョコ」などと呼ばれます。大麻に含まれる化学物質を総称して「カンナビノイド」と呼びます。大麻特有の成分で、60種類以上が分離されていますが、主成分はテトラヒドロカンナビノール（$C_{21}H_{30}O_2$）です。窒素を含まないのでアルカロイドではありません。

マリファナは、タバコのようにパイプに詰めたり、紙で巻いたりして喫煙するのが一般的です。作用としては、多幸感や陶酔感、性的興奮、リラックス効果などが挙げられます。ただし、飲酒や喫煙と比べた場合、とくに習慣性や依存性が高いとは言えず、過剰摂取による急性中毒死もありません。こうしたことから、先進国を中心に、合法化、または実質的に非犯罪とする国が増えています。

たとえばオランダでは、栽培は規制されていますが、購入や使用は自由。他の多くのヨーロッパ諸国でも、実質的には非犯罪、または軽犯罪程度の扱いです。南米のウルグアイでは、栽培も使用も合法化されました。

アメリカでもマリファナ合法化の動きは加速しています。２０１５年末現在、全米50州のうち23州とワシントンＤＣで医療用マリファナが、さらにワシントン州とコロラド州では娯楽用マリファナの使用も合法化されました（21歳以上）。各種の世論調査でも、合法化に賛成する人が約6割に達しています（２０１５年10月、ギャラップ調査など）。

習慣性や依存症の低さが合法化論の最大の根拠ですが、規制を続ければ非合法な流通が横行して犯罪組織の資金源になると主張する声もあります。

一方では、合法化の真の狙いは税収確保だとして反対する意見もあります。また、「マリファナ・ハイ」と呼ばれる特有の興奮状態や高揚感を味わうと、より強い刺激や、より大きな快感を求めて、より危険なドラッグ類に手を出すきっかけになるのではないかという危惧も無視できません。

多くの国が批准する国際条約では生産・流通・

所有・使用が禁止されていることの意味を忘れてはなりません。

●化学合成された向精神薬・覚せい剤

植物由来のアルカロイドなどを原料とする伝統的な麻薬に対し、アンフェタミン類、メトアンフェタミン類など、化学合成された麻薬性の強い向精神薬が「覚せい剤」です。

それらの薬物には鎮咳や疲労回復などの効果があるとされ、日本では1940年代に「ヒロポン」などの商品名で市販が始まりました。乱用にともなう中毒症状、事故・事件などが問題になり始めたのは戦後、とくに1950年代からです。

その後、覚せい剤取締法によって厳しく規制されるようになりました。ところが、20年ほど前から、規制の網を巧みにかいくぐる新たな合成薬物が次々と現れるようになったのです。「合法ドラッグ」や「脱法ドラッグ」などと呼ばれるグループです。大麻の成分に似た合成カンナビノイドを含む場合は「脱法ハーブ」とも呼ばれます。

それらの過剰摂取による急性中毒死や、中毒者の運転による交通事故が続発し、深刻な社会問題となりました。2014年、厚生労働省と警察庁が、合法ドラッグや脱法ハーブなど新向精神薬類の呼称を「危険ドラッグ」に統一し、取締りをさらに強化すると発表しました。しかし新たな薬物を規制対象に加えても、化学構造や作用を少し変えただけの薬物がすぐに登場してくるのです。まさに「いたちごっこ」の状況です。

●危険ドラッグを開発するのは誰か

こうした状況は海外でも変わりません。規制するのはきわめて困難です。しかし、開発する側もたいへんなはず。かなり高度な化学の知識と経験、設備がなければ、新しい薬物を次々に生み出すことはできません。

では、いったい誰が開発しているのでしょう。おそらく欧米の製薬ベンチャー企業だと言われて

従来の薬の組成を少し変えただけで別の薬になる ——デパスとハルシオン

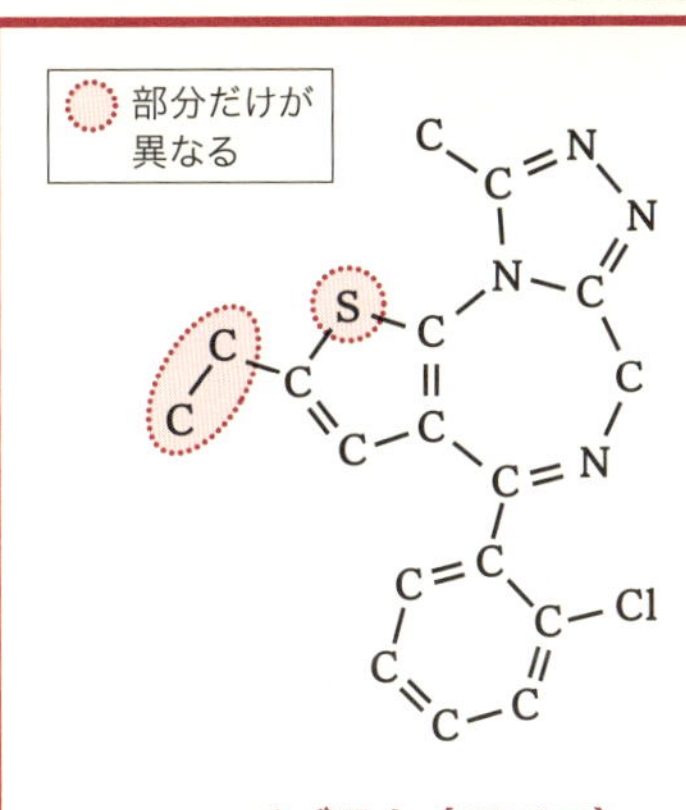

エチゾラム（デパス）
向精神薬に指定されていない

トリアゾラム（ハルシオン）
第３種向精神薬に指定されている

います。

現在、欧米の製薬業界でもっとも注目されているのは中枢神経作働薬、たとえば脳血管障害やアルツハイマー病、躁うつ病などに効く薬です。特効薬の開発に成功すればたいへんな利益となりますから、どのベンチャーも必死に取り組んでいます。

しかし、新たな薬をゼロからつくるのはむずかしいので、天然の成分や、すでにある薬の成分を「リード化合物」、すなわち新薬の母体として使います。母体の組成を少しずつ変えながら、一つひとつ反応や作用を確かめていくのです。

その結果、みごとにアルツハイマー病や躁うつ病の特効薬ができれば万々歳なのですが、意に反して違う薬ができてしまうことがあります。たとえば、麻薬に類する作用をもつ薬です。

そのようにして誕生した薬が、ひそかに地下のシンジケートを介してブラックマーケットに流れているというのが、現在では通説となっています。

あたったら半数が死ぬフグの猛毒

テトロドトキシン

日本人は縄文時代からフグを食べてきました。豊臣秀吉は朝鮮出兵の際、兵士にフグ食を禁止。江戸幕府も武士のフグ食を禁止。明治政府も1882年（明治15年）に禁止。にもかかわらず、ひそかにフグを食べ続けてきたのです。当時、中毒患者の致死率は5割を超えていました。まさに、フグは食いたし、命は惜しし……。

致死量ランキング 12位

0.1 mg/kg

●「毒があるのは卵巣とキモ」は間違い

フグの仲間は世界中の海に100種以上いると言われます。うち日本近海に棲息しているのは約50種。食用が許されているのはトラフグ、マフグなど22種類です（東京都市場衛生検査所）。

一般に「毒があるのは卵巣と肝臓だけで、筋肉、皮、精巣は食べられる」と考えている人が多いようですが、それは食用フグに限った話。どの部位に毒があるかはフグの種類によって違い、なかには全身に毒をもつ種類もいます。危険なフグのなかには食用可能なフグとそっくりなものもあり、素人にはまず判別がつきません。

さらに同じ種類のフグでも、棲息する地域や季節によって毒性や毒のある部位が異なることがあります。毒性が強まるのは厳寒期の2月頃から6月頃。フグがいちばんおいしい時期と重なるからやっかいです。

かつては、フグにあたったら半数以上が死んでいましたが、その後、都道府県ごとにフグ取扱資格が定められるようになり、中毒患者は激減しました。現在、資格をもった調理人のいる料理店でフグを食べてあたる人はほとんどいません。死亡事故は現在でも年間30件ほど発生していますが、多くは趣味で釣ったフグを素人が自分でさばいて調理したケースです。

毒があると知りながらフグの肝臓や卵巣を食べたがる人たちは、毒のせいで舌がピリッとしびれるような刺激があり、それがたまらない魅力だなどと言いますが、とんでもない話です。

●想像を絶する苦痛を生き延びるしかない

フグの毒の代表はテトロドトキシン（$C_{11}H_{17}N_3O_8$）です。ほとんどのフグは、内臓や血液、皮膚など体内のどこかにテトロドトキシンを含んでいます。

テトロドトキシンの致死量は、人間の場合で体重１kgあたり０・１〜０・２mg。致死量ランキン

COLUMN

人間国宝・坂東三津五郎の中毒死

歌舞伎役者で人間国宝の八代目坂東三津五郎は、昭和50年（1975年）1月15日夜、京都市内の料理店で好物だったフグの肝を食べて呼吸困難を起こし、翌16日の早朝、窒息死。フグ毒の恐ろしさを象徴する存在となってしまいました。裁判によれば、その晩、三津五郎が食べたのは、幅２cm四方、厚さ1cm程度に切ったトラフグの肝臓数切れ。三津五郎本人に強く要求されたとはいえ、危険を承知しつつ調理した板前は業務上過失致死罪で有罪となりました。

グでも上位に入る神経毒です。
１９０９年、このフグ毒の分離に成功し、「テトロドトキシン」と命名したのは、日本最初の薬学博士であり、東京衛生試験所所長だった田原良純博士でした。フグの学名Tetraodontidaeにちなんだ命名です。

フグの有毒部位を食べて、テトロドトキシンが体内に入ると、早い場合で20分後、多くは3時間から6時間程度で中毒症状が現れます。これはフグの消化時間が人によって異なるためです。最初は唇や舌がしびれ始め、急速に周囲に広がります。運動系のあちこちが麻痺して、しだいに歩行も困難になり、血圧降下や言語障害も起こります。さらに症状が進むと全身が麻痺し、骨格筋が弛緩します。放置すれば呼吸困難に陥り、いずれ死に至ります。最後まで意識を失うことはありませんから、その苦痛は想像を絶します。

現時点では、解毒剤や血清といった決定的な療法がありません。毒が代謝されて呼吸困難がおさまるまで、なんとか生きながらえさせる対症療法があるだけです。

自分で嘔吐できるようなら、すぐに吐かせます。しかし、無理に吐かせるのはかえって危険です。救急車を呼んで、一刻も早く医療機関に搬送してください。

医療機関では、強心剤や利尿剤を投与しながら、人工呼吸器につなげて呼吸を続けさせます。毒が尿となって排出されるまで約8時間。その間、とにかく生命を維持するための処置を行います。

●フグ毒は食物連鎖の集大成

フグが体内に毒をもつ理由については諸説あります。メスの卵巣に多く含まれることから、天敵に卵を食べられるのを防ぐため、あるいは産卵期にオスを引き寄せるためとも言われます。

しかし、フグ毒はフグの体内でつくられるのではなく、餌に含まれる毒がフグの体内で蓄積するという外因説が、最近ではもっとも有力です。

▶猛毒もフグには必要なのかも…（トラフグ）

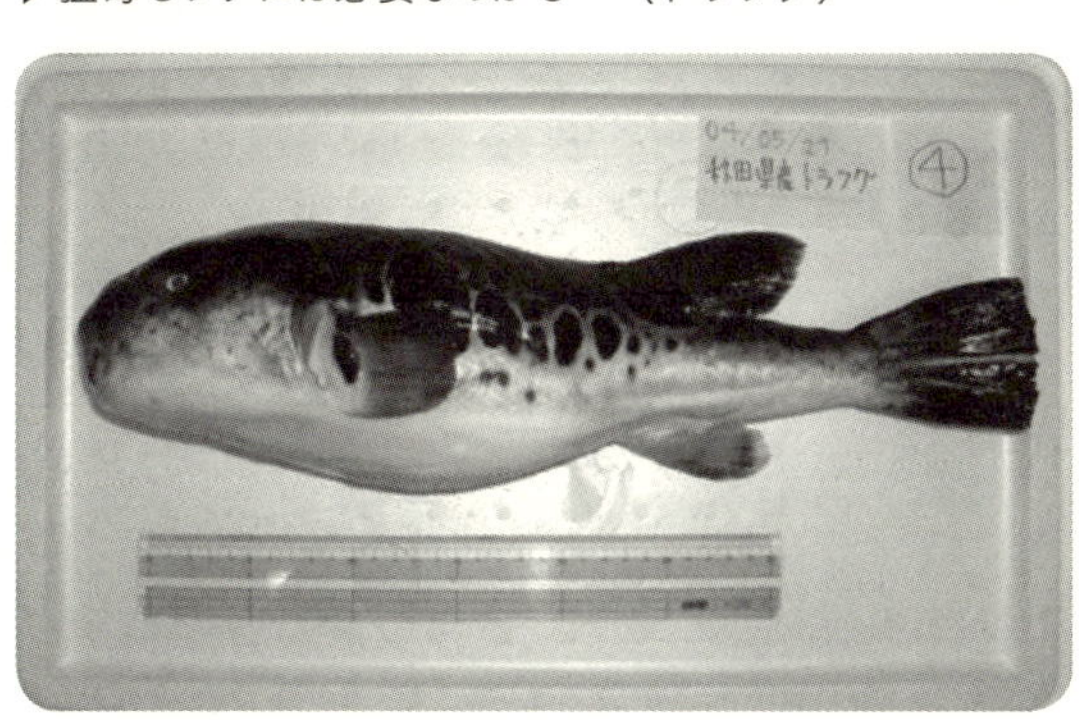

テトロドトキシンは、フグだけがもつ毒ではありません。イモリ、ハゼ、カニ、タコ、ヒトデ、貝類などのなかにも、テトロドトキシンをもつ種のあることがわかっています。このことから、テトロドトキシンをはじめとするフグ毒は、そもそも海に棲むバクテリアやプランクトンが産生する毒であり、その毒に耐性のあるヒトデやカニや貝類が食べて体内に蓄積。それらをフグが食べて毒素を濃縮し、肝臓や卵巣に蓄積するのではないか、と考えられるようになったのです。

フグ毒は、食物連鎖が生み出した海の毒の集大成なのかもしれません。そう考えれば、季節や棲息場所により毒性が異なる理由も説明できます。日本人は縄文時代からフグを食べていたと言われますが、それが可能だったのは、当時、日本近海には有毒なバクテリアやプランクトンが棲息せず、結果として毒フグもなかったからと説明する専門家もいます。

事実、養魚場などで無毒な餌を与えられたフグは、成魚になっても毒を持たないという研究結果も発表されています。だとすれば、養殖フグなら肝臓や卵巣も食べられそうなものですが、残念なことに、テトロドトキシンを含んだ餌を与えないと、フグどうしの噛み合いが始まるという報告もあるのです。フグにとっては、テトロドトキシンなどの毒も、健全に育つために必要なのかもしれません。

土壌に潜む最強の毒

ボツリヌス菌

（ボツリヌストキシン）

自然界に存在する最強の毒素は、土の中に潜むボツリヌス菌毒素です。毒素の強さは青酸カリの約30万倍。1gで100万人を死に至らしめることが可能です。同じく土壌に潜む破傷風菌も猛毒をもつ微生物です。死亡に至るほどの事例はなくなりましたが、毒素の強さはボツリヌス菌に匹敵します。

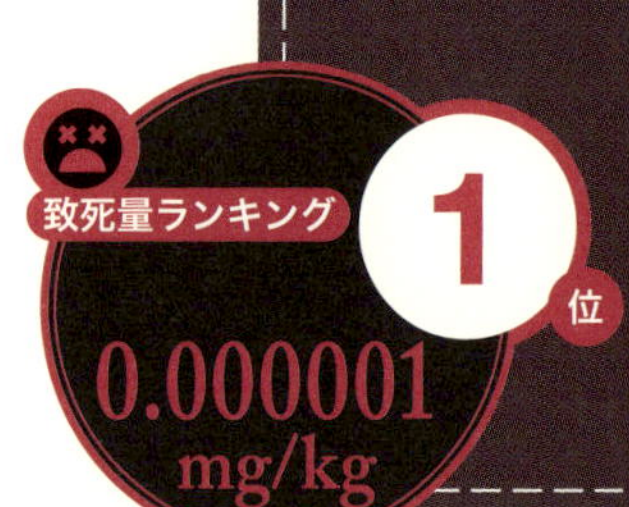

●自然界最強の猛毒

人体に害を及ぼしたり、病気を引き起こしたりする細菌類をまとめて「ばい菌」と呼ぶことがあります。そのようなとき、具体的にはどんな菌をイメージしているのでしょうか。大腸菌でしょうか、それとも赤痢菌やコレラ菌でしょうか……？

もちろん大腸菌も赤痢菌もコレラ菌も恐ろしい細菌です。大腸菌の一部は膀胱炎、腎盂炎、乳幼児の急性腸炎などを引き起こしますし、赤痢菌はその名のとおり赤痢、コレラ菌はコレラを引き起こします。

しかし、もっとも恐ろしい菌といえばボツリヌス菌です。毒素のボツリヌストキシンは自然界に存在する最強の猛毒であり、半数致死量は人間の体重1kg当たり0・000001mg。わずか1gで100万人分の致死量に相当するとも言われます。

ボツリヌス菌は嫌気性、つまり酸素を嫌う菌なので、通常は土の中に芽胞の状態で広く存在しています。「芽胞」とは、細菌類の一種桿菌（細長棒状の細菌）が、極端な乾燥や高温、紫外線など過酷な環境下を生き延びるために形成する耐久性の高い種子の状態です。その状態で長期間、休眠し、環境が好転すると発芽して菌体に戻るのです。

ボツリヌス菌も、通常は芽胞状態で土壌の中に潜んでいます。しかし、何らかのきっかけで不衛生な状態の食品などに混入し、酸素のない環境に置かれたときに増殖を始めるのです。

●瓶詰めなど酸素のない環境で増殖する!!

ボツリヌス菌の別名は「腸詰菌」。つまり「ソーセージ菌」です。ソーセージの原料となる生肉をミンチや燻製に加工などする過程で混入し、中毒事件を起こすケースが多かったためでしょう。

現在、ハムやソーセージには発色剤として硝酸塩が添加されますが、これは色をよくするためというより、ボツリヌス菌の増殖を抑えることが目的です。

日本では、郷土料理の飯寿司や熟寿司でしばしば中毒事件が起こっています。１９８４年、熊本県で起きた辛子蓮根の中毒事件では36人が感染し、11人が死亡しました。原因は、蓮根の加工過程で殺菌処理を怠ったこと、さらに製品を真空パックで常温保管したことでした。

専門家の間では、今後も黒糖や蜂蜜など「自然食品」系製品群の製造過程でボツリヌス菌が混入する可能性が指摘されています。

一般には、瓶詰や缶詰、真空パックなど、空気にさらされない状態で流通する食品は安全だと考えている人が多いのではないでしょうか。しかしボツリヌス菌は、酸素のない環境でこそ増殖する菌なのです。

ボツリヌス菌の毒素は加熱すれば不活性化します。菌体は摂氏80℃で30分、１００℃で数分加熱すれば無毒化します。しかし、芽胞状態では１２０℃以上の高温にも10分以上耐えるため、殺菌には15分の高熱加熱処理が必要です。

●患者の3割は7日以内に死亡する

微生物がつくる毒素には、外毒素（エクソトキシン）と内毒素（エンドトキシン）があります。「外毒素」とは細菌が産生する毒素のうち、菌体の外に分泌されるものです。一方の「内毒素」は菌体内にとどまります。

毒性が強いのはアミノ酸から成るペプチドでできた外毒素で、こうした外毒素を作る菌はボツリヌス菌のほか、破傷風菌、ジフテリア菌、黄色ブドウ球菌などがあります。これらの菌は、感染した生物の体内で増殖しながら毒素を拡散します。

一方の内毒素は糖脂質とペプチドが複合したもので、チフス菌、コレラ菌、サルモネラ菌などが代表的です。菌が生きている間は有毒成分は菌体内にとどまり、拡散しません。危険なのは死滅してからです。菌体が死んで崩壊すると、毒素が遊離して強い毒性を示すようになり、生体にショックや発熱などの症状を引き起こします。

ボツリヌストキシンは、代表的な外毒素であり、神経麻痺を起こす神経毒です。神経伝達物質であるアセチルコリンの作用を妨げ、筋肉をゆるませ麻痺させてしまうのです。

中毒症状は、多くの場合、嘔吐、下痢から始まり、続いて瞳孔拡大、言語障害、発汗、四肢の麻痺、呼吸困難などの神経症状が現れます。潜伏期間は12時間から36時間。潜伏期間が短いケースほど重症化しやすく、中毒患者の3割は7日以内に心臓麻痺か呼吸麻痺によって死亡します。

ボツリヌストキシンに中毒した可能性があるときは、ただちに医療機関で診察を受けること。発症後72時間以内に抗毒素血清を投与すれば助かります。

●野外で気をつけたい破傷風菌

ボツリヌス菌は土壌に棲息する菌ですが、野外で怪我をして傷口から感染する事故はさほど多く

COLUMN

美容整形外科で行われるボトックス注射

猛毒のボツリヌストキシンをわざわざ自分の顔に注射する……！　整形美容に関心のない方は驚かれるかもしれませんが、美容整形外科では頻繁に行われている「ボトックス注射」です。

ボツリヌストキシンには筋肉を弛緩させる作用があります。この作用を利用したボトックス注射は、1970年代から、顔面チックなど筋肉活動亢進による疾患を治療するために行われてきました。1980年以降、それをシワとりなどの美容目的でも行うようになったのです。

そもそも皮膚にシワやたるみができるのは、顔の筋肉に緊張した部分と弛緩した部分があるからです。その差をなくすために、ゆるんだ部分を無理にひっぱる方法もありますが、逆に緊張した筋肉を弛緩させて、顔全体を均等にゆるませようというのがボトックス注射の目的です。

目尻や眉間など、適切な箇所に、適切な量を注射すれば、たしかにシワやたるみは消失し、効果は1年近く続きます。これは顔の骨格筋の細胞が入れ替わるのにかかる時間です。注入するボツリヌストキシンはごく微量ですし、生きたボツリヌス菌を注入するわけではありませんから、体内でボツリヌス菌が増殖する心配はありません。注入されたボツリヌストキシンも仕事を終えれば消滅します。

ただし、注射する箇所や量を間違えると、周囲の筋肉まで弛緩して眼瞼下垂などの症状が出る恐れがあります。

ありません。野外の外傷で気をつけたいのは、ボツリヌス菌より破傷風菌です。

破傷風菌もボツリヌス菌と同じ嫌気性の桿菌(かんきん)で、土壌やゴミのなかに広く棲息しています。芽(が)胞(ほう)状態では熱にも乾燥にも強く、十数年たっても感染力を失いません。最近では、2015年9月の豪雨で茨城県を流れる鬼怒川の堤防が決壊した後、自宅周辺の瓦礫の片付けをしていた男性が破傷風菌に感染しました。自分でも気づかないような小さな傷口から感染することもあるのです。

毒素はテタノスパスミン。ボツリヌストキシンと同じく神経に作用する猛毒ですが、ボツリヌス菌が筋肉の弛緩を引き起こすのに対し、破傷風菌は逆に筋肉を拘縮(こうしゅく)させることで麻痺や痙攣(けいれん)を起こします。

おもな中毒症状は、咀嚼筋などの痙攣や強直から始まり、舌がもつれ、うなじのあたりもこわばってきます。続いて、歩行障害や全身の痙攣、全身が弓なりに反る特徴的な反弓緊張が表れます。意識ははっきりしているため激痛を感じ、放置すると窒息や心臓麻痺で死亡します。

しかし、早期に診断し、すぐに破傷風免疫グロブリンを筋肉注射して毒素を中和すれば助かります。海外旅行などで環境状態の悪い地域を訪れる際は、事前に四種混合ワクチン（ジフテリア、百日咳、破傷風、ポリオ）の予防接種を受けるとよいでしょう。

日本では診断法や治療法が確立しているため、感染しても早期に適切な処置を受ければ死亡することはありません。しかし、破傷風菌は世界中の土壌に芽胞状態で存在しているため、途上国や僻地では今も感染して死亡する人が後を絶ちません。

COLUMN

土壌ハンティング

医療系の教育・研究で知られる北里大学の校章は破傷風菌をモチーフにしています。創始者の北里柴三郎博士が世界で初めて破傷風菌の純粋培養に成功した成果にちなんでいるのです。

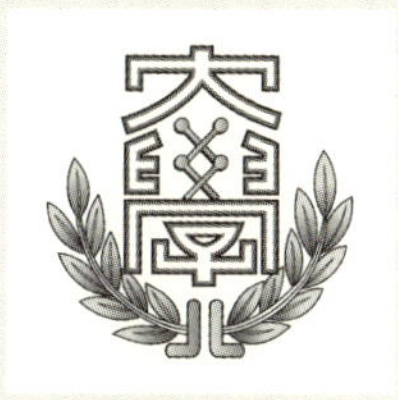

北里大学の校章

その北里大学教授や北里研究所の所長を歴任しながら微生物や化学物質の研究を続け、2015年のノーベル生理学・医学賞を受賞したのが大村智博士です。受賞理由は、「線虫の寄生によって引き起こされる感染症に対する新たな治療法の発見」。土壌中に棲息する放線菌が分泌するアベルメクチンが線虫の駆除に効果的な事実を発見し、イベルメクチンという抗寄生虫薬を開発した成果が評価されたのです。

大村博士がその放線菌を採取したのが静岡県伊東市のゴルフ場脇だったことが大きな話題になりました。しかし微生物の研究者のなかには、世界中で土を拾い続けている人がたくさんいます。新薬の原料となる貴重な細菌を発見するため、土の奪い合いが加熱しているのです。

土壌も貴重な天然資源となり、ロシアのシベリアやモンゴルでは土の採取が禁止されました。南極でも昭和基地の周辺などは掘り尽くされ、現在では土壌が露出している場所で複数国が共同ボーリング調査を行っているようです。この他にも火山、温泉の中、深海でも土壌が採取されています。過酷な凍土の中にも、人知れず芽胞状態で生き続けている未知の微生物が数多く存在するということです。

温泉地の窪地に潜む有毒ガス

硫化水素

高濃度のガスを吸引すると、数呼吸で即死する猛毒です。独特の強い臭いがありますが、気づかずに中毒死するケースもあります。「楽にきれいに死ねる」という噂が広がり、硫化水素による自殺が急増しましたが、信用してはいけません。

致死量ランキング 32位

50 ppm

●温泉地の窪地で事故が多発

温泉地や噴火口に近づくと、卵が腐ったような独特の臭気（腐卵臭）を感じることがあります。一般に「硫黄の臭い」と言われますが、じつは硫化水素の臭い。硫黄自体は無臭です。

硫化水素（H_2S）は硫黄と水素の無機化合物で、火山ガスや硫黄泉に含まれる無色の有毒ガスです。大きな特徴はあの強烈な腐卵臭ですが、忘れてならないのが比重（比重1・1905）。空気より重いため、低い場所にたまりやすく、温泉場やスキー場では窪地や雪穴に入り込んだ人が中毒にかかる事件がたびたび起きています。

2005年12月には秋田県の泥湯温泉の駐車場脇の窪地で客の一家4人が中毒死。2015年にも、同じ秋田県の乳頭温泉郷で源泉の作業員3人が亡くなりました。

あれほど強烈な臭いになぜ気づかなかったのかと思われるかもしれません。しかし、嗅覚は案外、

硫化水素の中毒事故は都市部でも発生する！

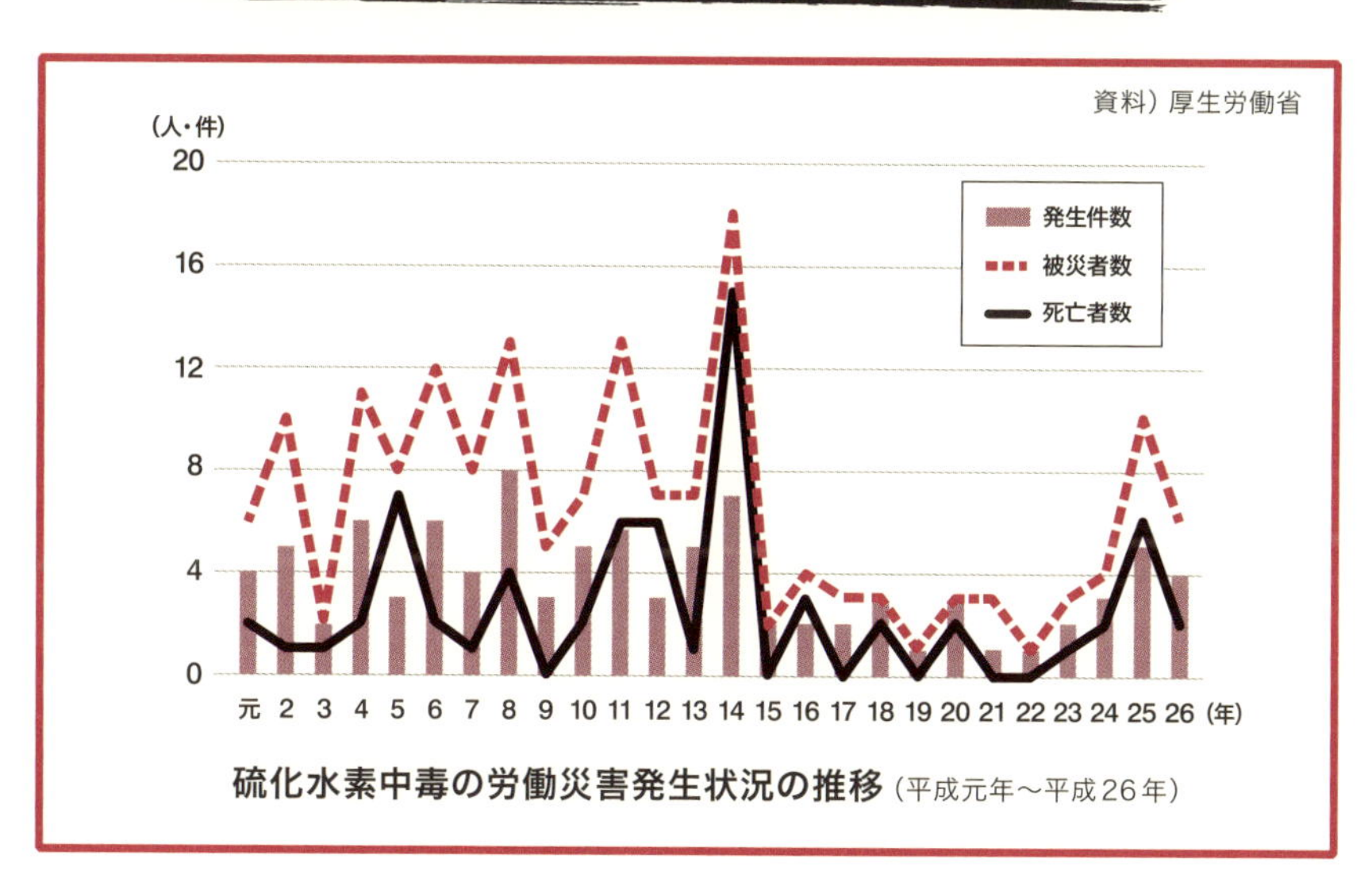

硫化水素中毒の労働災害発生状況の推移（平成元年～平成26年）

簡単に麻痺するもの。濃度の高い硫化水素がたまっていても、何も感じず近づいてしまうことがあるのです。また前出のように低地に貯まるため、その場に立つまで気づかないことが多いのです。

●ゴミ処理場、飲食店の厨房排水でも発生

硫化水素は水素と硫黄の化合物です。実験室などでは硫化鉄などの金属硫化物に希硫酸など酸性の水溶液を加えて発生させます。毒性が強いので、実験などで製造するときは、換気設備や監視体制など十分な配慮が必要です。

硫化水素は火山地帯や温泉地でたびたび自然発生しています。しかし、石油化学工場、下水処理場、ゴミ処理場でも発生します。これは下水やゴミ（たとえば食品とか石油製品）にたくさんの硫黄が含まれているからです。これらが酵素などにより分解されて硫黄原子となり、これが嫌気性菌により還元され、水素が付与されて硫化水素となるのです。飲食店などの厨房排水で発生すること

硫化水素の濃度対危険度

濃度	症状・基準
1,000 − 2,000ppm	ほぼ即死
600ppm	約1時間で致命的中毒
200 − 300ppm	約1時間で急性中毒
100 − 200ppm	症状：嗅覚麻痺
50 − 100ppm	症状：気道刺激、結膜炎
5 ppm	日本産業衛生学会における許容濃度
1 ppm	労働安全衛生法における作業環境管理濃度
0.41ppm	不快臭
0.02 − 0.2ppm	悪臭防止法に基づく濃度規制値
0.00041ppm	臭いの閾値（臭いを感じる最小値）

資料）各種資料より作成　　ppm（parts per million：百万分の1　1ppm＝0.0001％）

もあります。実際に、住宅街にある汚水槽や工場の排水施設などでも中毒事故が起こっていますいため、爆発する危険性もあります。硫化水素は引火性で燃えやす（前ページ表参照）。淡い青色の炎をあげて燃えます。空気中では

工業的には、メタンチオール、エタンチオール、チオグリコール酸といった有機硫黄化合物を生産するために用いられます。研究分野では、金属イオンの定性分析などで使われる重要な試薬です。

●数呼吸で呼吸麻痺が起こり昏倒する

硫化水素は近年の研究ではヒトの身体の局所で作られ、神経をはじめとする細胞を守っているという報告もありますが、ここでは身体の外部から吸入される硫化水素について考えます。

この硫化水素の毒性には2種類あります。第一は、ミトコンドリア内にある電子伝達系の酵素シトクロムオキシダーゼの鉄と結合し、細胞を窒息させる性質。第二は、強酸として皮膚粘膜を刺激

する性質です。

高濃度の硫化水素ガスを吸い込むと、ほんの数呼吸で中枢神経系の細胞が障害を受けます。その結果、肺の酸素分圧が低下し、呼吸麻痺が起こり、昏倒します。「ノックダウン」と呼ばれる現象です。このほか頸動脈に直接作用し、反射性の窒息を起こすという報告もあります。

一方で、硫化水素は水に溶けると硫酸となります。粘膜には豊富な水分があるため、これに溶けて目や喉や皮膚の粘膜をひどく刺激します。後遺症として気管支炎や肺水腫などを起こすこともあります。

●応急処置と治療法

中毒に罹った人を見つけたら、すぐに救い出し、新鮮な外気に当てなければなりません。ただし、窪地や低地で事故が起こった場合、中毒者を救出しようとして無防備な状態で飛び込むと、救出者まで事故に巻き込まれる恐れがあります。かならず空気呼吸器を装着し、できれば化学防護服も着装します。硫化水素ガスには引火性がありますから、救出時には火気にも注意します。

事故が屋内で起こったときは、不用意に窓を開けてはいけません。硫化水素ガスが周囲に拡散し、二次被害を招く恐れがあるからです。まずは消防署に通報してください。救急隊員が硫化水素除去装置を使って、ガスの濃度を下げるなどの処置を行います。

中毒者を救出したら、衣服などに付いた硫化水素を飛ばし、酸素吸入を行います。可能ならこの時、粘膜や皮膚を中性洗剤とぬるま湯で洗います。一般的にはここで硫酸アトロピンを吸引後数分以内に投与します。その他には亜硝酸アミルなどの強心剤を使います。

中毒直後の数時間を乗り切った患者は命を取り留めるでしょう。しかし数十時間後に急性肺傷害などを発病する場合もあるため、気管挿管と人工呼吸器での管理が必要です。

COLUMN

「硫化水素ならきれいに死ねる」の嘘

硫化水素による自殺が2008年に急増しました。警視庁の統計によれば、2007年には27件29人だった自殺者が、一気に1000人を超えたのです。救助しようとした人や周囲の住民が巻き添えになったケースもありました。

原因は新聞やテレビ、雑誌での過剰な報道、さらにインターネット上で「硫化水素を吸えばきれいに死ねる」といった書き込みが増えたことと言われます。

しかし、「きれいに死ねる」はとんでもない嘘です。致死量のガスを吸って死亡した遺体は、灰緑色のような独特の色合いを帯びることがあります。その色を「きれい」と感じる人がいるのかもしれませんが、現実にきれいに死ぬ確率はひじょうに低いでしょう。

まず、一般の人が入手できる薬剤からでも硫化水素をつくることは可能です。ただし、即死するほど高濃度のガスを発生させるのは不可能なのです。

濃度の低い硫化水素ガスで自殺を図ると、どういうことになるでしょうか。まず強烈な刺激により、目や鼻が焼けるように痛みます。呼吸が苦しくなり、喉をかきむしりながら、のたうちまわるほどの激痛が始まります。つまり、呼吸抑制、けいれん、頻脈などが同時に襲ってくるのです。意識を失って窒息死するまでに、何時間も苦しむ可能性が高いのです。結局、死にきれず、低酸素脳症により植物状態となって生き続ける人もいます。

遺体もきれいなわけでもありません。皮膚の色は灰緑色より黄褐色に変わることが多く、醜い死斑が現れ、硫化水素特有の「腐卵臭」を発します。さらに悪いことに、窒息死の常として、死後排便と死後排尿が起こります。きれいな遺体どころか、糞尿にまみれた遺体となってしまうのです。事実を知れば、誰も硫化水素で自殺しようなどとは思わないのではないでしょうか。

青酸カリに匹敵すると知ってもまだ吸う？

ニコチン

幼いわが子にタバコをくわえさせた写真をＳＮＳにアップする、そんな驚くべき事件がたて続けに起こりました。とんでもない悪ふざけです。ニコチンは青酸カリにも匹敵する猛毒です。

致死量ランキング　20位

1 mg/kg

●乳幼児はタバコ1本で致死量に達する

タバコの煙には４０００種類もの化学物質が含まれています。そのうち約２００種は有害物質で、カドミウム、アルデヒド、シアン化水素、一酸化炭素など。しかし、なんといっても含有量が多いのはニコチンです。

ニコチン（$C_{10}H_{14}N_2$）は、タバコの葉に含まれるアルカロイドです。独特の強い臭いをもつ無色の液体で、簡単に酸化して茶色に変わります。

ニコチンには神経中枢や末梢神経を興奮させ、毛細血管の収縮を引き起こす作用があり、体内に摂取すると、心拍数が増加し、血圧上昇などが起こります。

初めてタバコを吸ったときや、久しぶりに吸ったときなど、少し吸い込んだだけで頭がくらくらしたり、気分が悪くなったりしますが、これが軽い急性ニコチン中毒の症状です。重症の場合には、錯乱、昏睡、痙攣、呼吸困難などが起こり、心臓麻痺で生命の危機に至ることもあります。

致死量は1㎎／kg、成人の場合で40～60㎎。青酸カリに匹敵する数値です。タバコ1本に含まれるニコチンの量はおよそ10～30㎎。一般の喫煙で吸収されるのは、そのうち3～4㎎程度とされます。

喫煙よりも恐ろしいのは、経口摂取です。成人なら、万が一、間違ってタバコを飲み込んだとしても、刺激が強過ぎるため、すぐ吐き出してしまいます。重症に至ることはありません。しかし、小さな子どもではどうでしょう。

実際に、急性ニコチン中毒でもっとも多いのは子どもの誤飲事故なのです。乳幼児の致死量は10～20㎎ですから、タバコを1本飲み込んだら、それだけで致死量に達してしまいます。

小さな子どもやペットのいる家庭では、十二分に気をつけなければなりません。万が一、乳幼児が誤飲したときは、湯冷ましや牛乳などを飲ませて吐かせるのが効果的です。ただし序章で述べたように、無理に吐かせてはいけません。

●主流煙より副流煙の方が多い発ガン物質

「受動喫煙」という言葉が普及し、その危険性も広く知られるところとなりました。

タバコの煙には主流煙と副流煙があります。主流煙とは、喫煙者自身が吸い込むタバコの煙のこと。副流煙は、喫煙者の近くにいる人が受動的に吸わされる煙です。

タバコにはニコチンの他にもさまざまな有害物質が含まれ、ベンゼン、カドミウムなどは発ガン性が認められています。タバコの煙を吸うということは、それら発ガン物質を体内に摂り込むということです。受動喫煙の問題は、そうした有害物質が、主流煙より多く含まれていることです。

自分で喫煙するときは、吸い込む瞬間に燃焼温度が上がるため、有害物質が燃えて減少します。煙がフィルターを通り抜けることで有害物質はさらに減少します。ところが副流煙は、低い温度で

主流煙と副流煙の有害物質の比較

■主流煙を「1」としたとき

	主流煙	副流煙	有害作用
ニコチン	1	1.8	依存症薬物
タール	1	2.1	発ガン物質
一酸化炭素	1	4.7	酸素欠乏状態
カドミウム	1	3.6	腎障害
ベンツピレン	1	3.7	発ガン物質
ベンゼン	1	10	発ガン物質
アンモニア	1	46	肝障害
ホルムアルデヒド	1	50	目・鼻、気道の刺激
ニトロソアミン	1	52	発ガン物質

出所）もりやま越野医院のホームページ　原典）厚生労働省資料より

ゆっくりいぶされるようにして生じるため、有害物質が多く残ってしまうのです（上記表参照）。

たとえば、夫が1日20本以上喫煙する家庭では、夫が喫煙しない家庭と比べて、妻が肺ガンで死ぬ割合が1・91倍という調査結果があります。また、喫煙者がいる家庭の子どもが気管支ぜんそくにかかる割合は、誰も喫煙しない家庭の子どもと比べて約3倍という報告もあります。

喫煙者は自分の意思でタバコを吸っているのですから、主流煙を吸い込むのもやむを得ないでしょう。しかし、周囲の人は、自らの意思に関係なく副流煙を吸わされるわけです。

そんな理不尽を避けるため、最近では公共スペースを禁煙にしたり、分煙スペースを設けたりすることが一般的になりました。家庭内でも、副流煙を吸わなくてすむ工夫や努力が必要です。

●喫煙者の7割はニコチン依存症

若い頃に遊び半分で始めてしまった喫煙。いつ

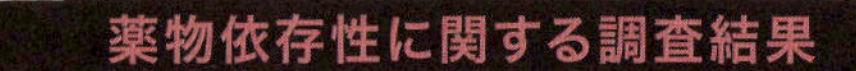

薬物依存性に関する調査結果

使用人口に対する依存症になった人の割合

タバコ	32%
ヘロイン	23%
コカイン	17%
アルコール	15%
抗不安剤（鎮痛剤や睡眠剤含む）	9%
マリファナ	9%

薬物の中でニコチンは依存性が高い

最大6　最小1

	依存性	禁断性	耐　性	切望感	中毒性
ニコチン	6	4	5	3	2
ヘロイン	5	5	6	5	5
コカイン	4	3	3	6	4
アルコール	3	6	4	4	6
カフェイン	2	2	2	1	1
マリファナ	1	1	1	2	3

資料）アメリカ国立薬物乱用研究所（NIDA）の評価（1994年）

でもやめられると思っていたのに、いざ禁煙しようとしたら簡単にはやめられず、ニコチンガムを噛んだり、ニコチンパッチを貼ったり、禁煙外来に通ったり……。

そんな苦労を重ねた人は多いことでしょう。それもそのはず。ニコチン依存症は立派な薬物中毒です。アメリカ国立薬物乱用研究所の研究報告（1994年）を見ても、ニコチンはヘロインやコカイン以上に依存性の強い薬物であり、喫煙者の7割はすでにニコチン依存症に陥っていると考えられています（前ページ表参照）。

タバコを吸うと、慣れないうちは軽い中毒症状が出ますが、しだいに心身がリラックスして、快適な気分になります。ニコチンは中枢神経のドパミン神経系に働きかけ、これを活性化させる作用をもつためです。

しかし、血中濃度の半減期が30分程度なので、1時間も吸わないでいると離脱症状が出て、イライラしたり不安になったりします。タバコを吸うと気分が楽になるとか、不安が解消されるというのは、離脱症状が解消されるためなのです。

禁煙を始めると、さらに強い離脱症状が現れます。ニコチンへの渇望から、タバコを吸いたくてたまらなくなるのです。そうした欲求は一般に禁煙開始後3日目がいちばん強く、そこを乗り切ればしだいに楽になります。

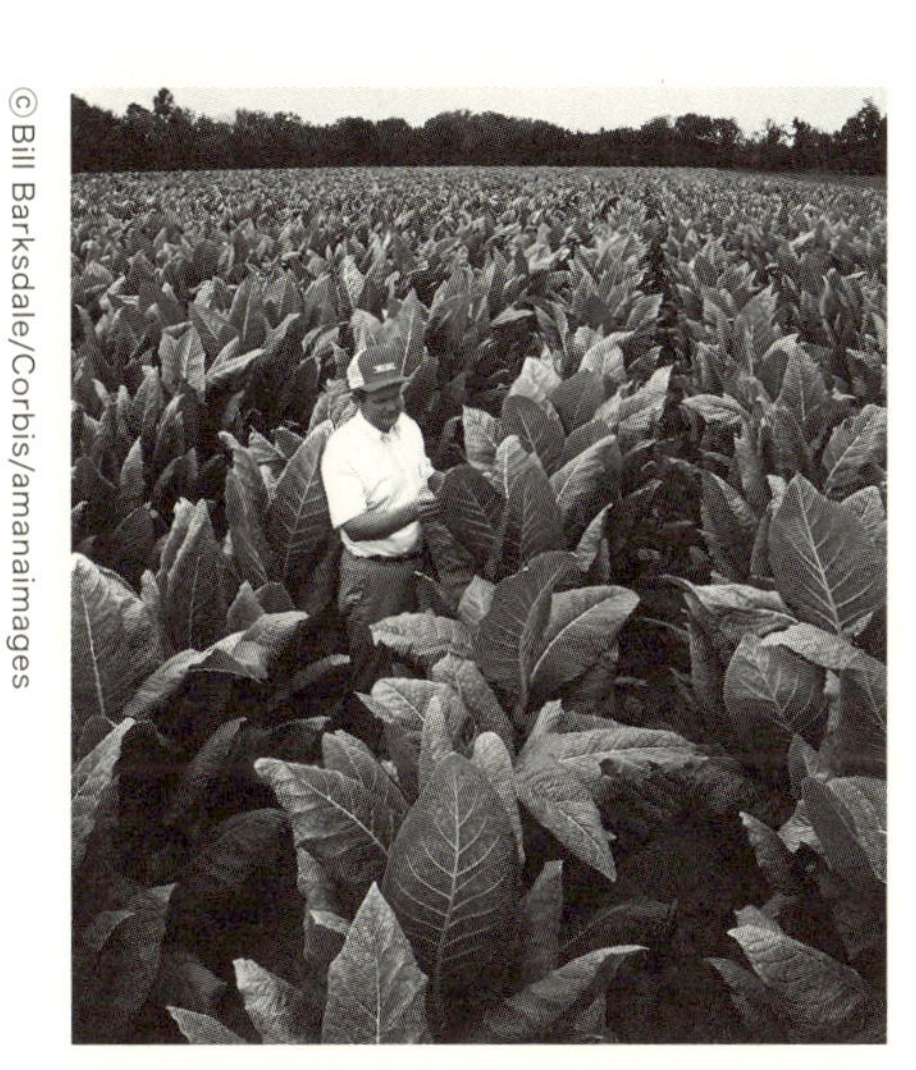
© Bill Barksdale/Corbis/amanaimages

▶猛毒のニコチンはタバコの葉に含まれるアルカロイド

清涼飲料水で人が死ぬ

カフェイン中毒

2015年末、日常的にカフェイン入り清涼飲料水を飲んでいた男性が死亡したというニュースが流れました。カフェイン中毒死としては、日本初のケースとされます。しかし、以前から過剰摂取を危惧する声がありました。

致死量ランキング 39位

200 mg/kg

●先進医療では抗ガン剤の役割も果たす

毎朝、コーヒーを飲まなければ元気が出ないという人は多いのではないでしょうか。コーヒーを飲めば、だいたい30分以内に頭がはっきりして、エネルギーが湧いてきます。一方、コーヒーを飲んだ後は、やたらトイレが近くなって困るという人もいます。いずれもカフェインの作用です。

カフェイン（$C_8H_{10}N_4O_2$）は、コーヒー豆、茶葉、カカオ豆などに含まれるアルカロイドです。針状または六角柱状をした結晶で、無色、無臭。19世紀初頭、コーヒー豆から初めて分離されました。

鎮静・催眠作用をもつアデノシン受容体に拮抗して働くことにより、中枢神経を興奮させる、覚醒させる、などの作用を持ちます。他にも解熱鎮痛作用、強心作用、利尿作用などがあります。

医薬品の成分としては総合感冒薬や鎮痛剤などに含まれますが、不眠、めまいなどの副作用があ

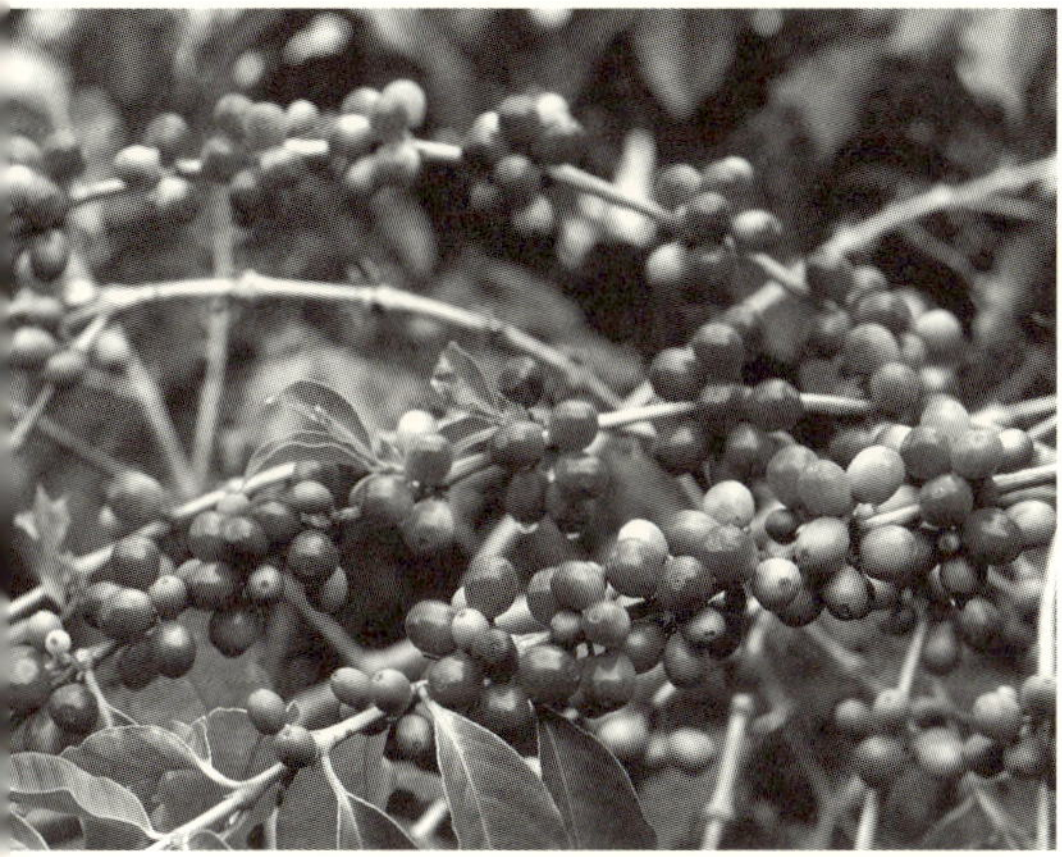

ります。また、長期間の使用をやめたときに、離脱症状として頭痛、疲労感、不眠などの症状が現れます。高度先進医療の分野では抗ガン剤との併用による治療効果が期待され、試験が進められています。

半数致死量は約200mg／kg、つまり体重60kgの成人で約12gです。薬品としては、1錠または1包あたり500mg以上含むものが劇薬に指定されています。

©MASAHI HAYASAKA/
SEBUN PHOTO/amanaimages

▶カフェインを多く含むコーヒー豆

日本でもカフェイン中毒死が起きた

カフェインは、コーヒー豆や茶葉を原料とする飲料や加工食品にも含まれています。しかし、コーヒー1杯に含まれるカフェインの量は60〜200mg、もっとも濃いエスプレッソでも300mg程度。日本茶では20〜150mg程度、コーラは350ml缶で40mgです。多少、飲み過ぎても、とうてい致死量には達しませんから、カフェイン中毒死はありえないと考えられてきました。

ところが、2015年12月、九州地方で20代の男性がカフェイン中毒で死亡したというニュースが流れ、世間を驚かせました。原因はコーヒーやお茶の飲み過ぎではなく、「エナジードリンク」と呼ばれる清涼飲料水と後述するカフェインの錠剤を併用していたことが原因でした。

エナジードリンクの第一号は、1987年にオーストリアで誕生した『レッドブル』です。日本でも２００５年（平成十七年）に販売が始まるや、若い人たちの間で人気となり、類似商品が続々と生まれました。

従来の栄養ドリンクと違うところは、以前は多くの栄養ドリンクが医薬部外品に指定されていたのに対し、エナジードリンクは清涼飲料水だということです。医薬部外品の栄養ドリンクでは、カフェインの含有量は１本あたり50㎎までと規定されています。しかし、清涼飲料水には制限がありません。多くの製品では30～40㎎程度ですが、外国製品のなかには２００㎎近いカフェインが含まれているものもあるのです。

●海外では数十件の死亡事故

さらに最近では、カフェインそのものの錠剤も、ネットショッピングなどで手軽に購入できるようになりました。

しかし、九州の中毒死が示すように錠剤をサプリ感覚で気軽に服用したり、エナジードリンクと併用するのは危険です。欧米の若者の間では、エナジードリンクとウォッカなどの酒類を混ぜて飲むスタイルがはやっているようですが、これもきわめて危険です。

九州で亡くなった男性の場合は、24時間営業のガソリンスタンドに勤務していたこともあり、眠気覚ましにエナジードリンクを毎日のように飲んでいたといいます。

今回のケースは、日本で初めてのカフェイン中毒死と発表されました。しかし、過去に原因不明の急死として処理された事例のなかにも、じつはカフェイン中毒だったケースがあるかもしれません。

海外では、報告されているだけでも十数件の死亡事故があります。たとえばアメリカでは、２０１１年に14歳の少女が「モンスターエナジー」というエナジードリンクの７００㎖缶を２本飲んで死亡しています。カフェインの過剰摂取に対しては、何年も前から警鐘が鳴らされていたのです。

飲料100ml当りに含まれるカフェイン量の目安

飲 料	カフェイン量（100ml当り）
ココア	0.2g
インスタントコーヒー（顆粒）	4.0g
玉露	3.5g
抹茶（粉末）	3.2g
紅茶	2.9g
ウーロン茶	0.02g

備考：文部科学省が公表している「七訂日本食品標準成分表」のデータを基に作成

カフェインの作り方

1 紅茶やコーヒーの入った水を10分間煮沸して、濃い溶液としてカフェインを抽出する。紅茶やコーヒーは、ろ過で取り除く。

2 水酸化カルシウムを入れて3分間煮沸すると、タンニンやたんぱく質が沈殿する。これをろ過で取り除く。

3 純度の高まったろ液を蒸発乾固寸前まで濃縮し、不溶性成分をろ過で除去する。この時に焦げないように注意する。

4 エタノールを加えてカフェインを溶かし、活性炭と一緒に湯浴（お湯の中にビーカーを入れて加熱すること）で加熱する。

5 ろ過するとカフェインを含んだエタノール溶液が得られる。これを蒸発させればカフェインの結晶ができあがる。

平成に入って脚光を浴びる毒物

酢酸タリウム

強い毒性をもつ重金属です。平成時代になってから、犯罪で使用されるケースが急増しました。なかでも、女子高生が薬局で購入して母親に飲ませた事件は、世間を驚かせました。

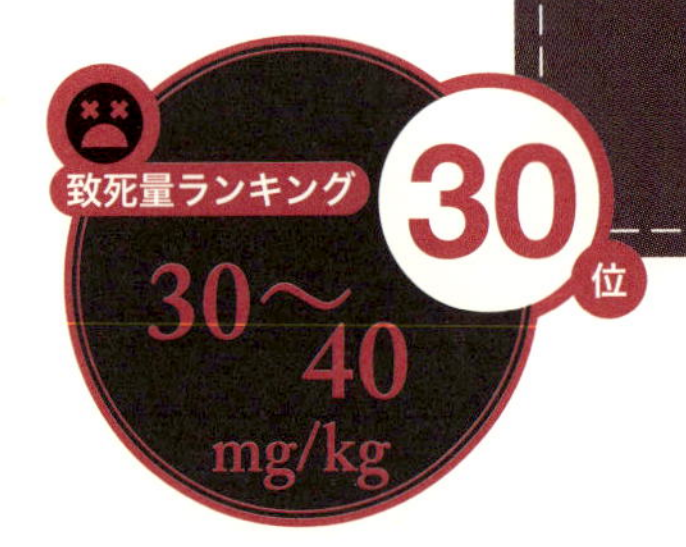

●美しい緑色のスペクトルを放つ金属

殺人事件に使われる毒薬といえば、昭和の時代は青酸（シアン化物）や農薬でした。ところが、平成に入ってからは筋弛緩剤の塩酸スキサメトニウム（病院関係者が使う）や硝酸ストリキニーネ（動物の殺処分などに使われる）など、さまざまな毒が使われるようになりました。なかでも目立つのがタリウムです。

タリウム（Tl）は、アルミニウム族元素の一つです。1861年にイギリスの物理・科学者ウィリアム・クルックスが、ドイツ国内の硫酸工場の残留沈殿物の中から、スペクトル分析法により発見しました。そのスペクトルが美しい黄緑色をしていたことから、「若葉」を意味するラテン語にちなんで「タリウム」と名づけました。

タリウムは無味無臭の軟らかい卑金属、つまりイオン化・酸化されやすい金属です。銀白色の固体ですが、水に溶けやすく、空気に触れるとすぐに酸化され黒っぽく変色します。硫化バナジウムや黄鉄鉱などの鉱物の中にわずかに存在します。

単体のタリウムも同じ重金属の鉛や水銀より毒性が強く、体内に摂取すると神経障害を起こします。ただ毒物及び劇物取締法で劇物に指定されているのは、化合物の硫酸タリウム、酢酸タリウム、硝酸タリウムです。これらが指定されているのは水に溶けやすく、身体の中にタリウムが入りやすいためです。

解毒剤としては、青色顔料のプルシアン・ブルー（フェロシアン化鉄など）が使われますが、大きな効果は期待できません。

●混入しても味も臭いもしない

1991年（平成三年）に起こった東大技官殺人事件で使われたのは、酢酸タリウムでした。

東京大学医学部付属の動物実験施設で、動物の世話を担当していた30代の技官が、手足のしびれや全身の激痛など、重金属中毒特有の症状を訴えて入院。本人が「毒を飲まされた」と言い残したこともあり、死後に司法解剖を行ったところ、タリウム化合物が検出されたのです。

その施設では、以前にもコーヒー缶にタリウムが混じっていたことがありました。しかも、施設内に保管されていた薬品類を調べたら、酢酸タリウムが1瓶紛失していました。2年半後、被害者と不仲だった同僚の技官が逮捕され、2000年（平成十二年）、最高裁で有罪判決が確定しました。

この東大の事件にはモデルがあったとされます。1981年に福岡大学医学部付属病院で起こったタリウム中毒事件です。死者は出ませんでしたが、技師8人が中毒して入院しました。原因は休憩室のお茶やコーヒーに長期間にわたって酢酸タリウムが混入されたこととされますが、疑いをかけられた技師が自殺したため、事件は未解決のまま終わり、真相は謎のままです。

タリウムは、強烈な苦味や刺激臭をもつ青酸と異なり、味も臭いもしません。そのため、食べ物や飲料に混入しても、その時点では気づかないのです。

●女子高生でも薬局で買える劇物

東大の事件で使われたのは、実験施設で滅菌用に保管されていた酢酸タリウムでした。福岡大学病院の事件で使われたのも、細菌検査用の酢酸タリウムと考えられます。

ところが、その後に起こった事件では、市中の一般の薬局で購入したタリウムが使われました。

かつてタリウムは殺鼠剤などとして広く使われていましたが、欧米では1970年代に使用禁止となりました。ところが日本では、特殊ガラス、人工宝石の製造など工業用のほか、実験用の試薬として使われるため、一般の薬局でも販売されているのです。

2005年（平成十七年）、静岡県内に住む16歳の女子高校生が40代の母親に酢酸タリウムを飲ませ、殺人未遂容疑で逮捕されました。入手先は市内の薬局。「化学部の実験で使う」と説明したら、書類に名前と住所を記入するだけで購入できたといいます。

2014年（平成二十六年）暮れには、名古屋市内で女子大学生が70代の女性を殺害する事件が起こりました。その後の捜査で、女子大学生は高校時代に、友人の少年少女の飲み物に硫酸タリウムを混入する事件を起こしていました。被害者の少女はその後、かなり回復しましたが、少年はいまなお深刻な視覚障害に苦しんでいます。

女子大生の犯行動機は「タリウムを飲ませてみて、経過を観察したかったから」。問題の硫酸タリウムは、静岡の高校生と同様、薬局で購入したと説明しています。

毒薬物が身元確認だけで薬局で購入できることについてはいろいろな意見があります。大学などの研究機関でも保管状況の確認などは行われていますが、同じような状況です。使用者が悪用しないだろうという性善説に則っているからです。

兵器以外の用途がない神経ガス
サリンとＶＸ

オウム真理教が無差別攻撃に使用し、大勢の死傷者を出して世界を震撼させたサリンは、もともとナチス・ドイツが開発した神経ガスです。同じくオウムが用いたＶＸガスは、イギリスの政府研究機関で開発されました。どちらも毒性が強すぎるため、化学兵器以外に用途はありません。

サリン
致死量ランキング 16位
0.35 mg/kg

●毒ガスの大規模使用は第一次世界大戦

この世に初めて毒ガス兵器が登場したのは、紀元前5世紀頃。古代ギリシャのアテネ軍がスパルタ軍に向かって、硫黄を燃やしたガスを散布したときとされています。その後も長い争いの歴史のなかで、砒石（ヒ素、硫黄などから成る鉱物。毒性を持つ）、硝石、石油など、さまざまな物質を燃やしたガスが使われてきました。

19世紀に入ると毒ガスの化学合成が始まりましたが、本格的に使用されたのは第一次世界大戦です。とくに、１９１５年、ベルギーの小さな村イープルでくり広げられた戦闘では、ドイツ軍が塩素ガスを大量に散布。連合軍側の兵士１万４０００人が中毒し、５０００人が死亡しました。歴史に名を残す、史上初の大規模な毒ガス戦です。

ドイツ軍はひき続き、さらに強力なマスタードガスを製造し、17年のイープル戦線では10日間で２５００トンを散布。フランス軍やイギリス軍も対抗する形で、同じマスタードガスを使用しました。大戦中にドイツ、イギリス、フランス、アメリカ4か国で生産したマスタードガスは合計1万1000トンと言われます。

マスタードガス（$C_4H_8Cl_2S$）はエチレンと塩化硫黄を反応させてつくる毒ガスです。遅効性で、曝露（ばくろ）してもすぐに症状は出ませんが、皮膚を通して体内に浸透し、肺や肝臓などの内臓や腸粘膜、赤血球までをひどく損傷します。体内のタンパク質やDNAに作用し、遺伝子を傷つける恐れもあります。

西洋からしのマスタードに似た臭いがすることから「マスタードガス」と名づけられましたが、イープル戦線で初めて使われたため、「イペリット」とも呼ばれるようになりました。イペリットは細胞分裂を傷害する性質をもつため、後に抗ガン剤としても使われました。

●ナチスも使わなかった猛毒サリン

1902年、ドイツで、マスタードガスの毒性をはるかに超える化学兵器であるサリンが誕生しました。もともとは殺虫剤として合成された薬品ですが、あまりに毒性が強いため、毒ガスとして開発が進められることになったのです。

第一次対戦終結後の1925年、悲惨な毒ガス戦の反省から、ジュネーブ条約により毒ガスの使用は禁じられていました。それでもひそかに開発は続けられました。

サリン（$C_4H_{10}FO_2P$）は有機リン酸化合物で、無色無臭で揮発性の液体です。化学的に不安定なため、自然界には存在しません。

呼吸系だけでなく粘膜や皮膚からも体内に吸収され、コリンエステラーゼという酵素と結びついて、アセチルコリンという神経伝達物質の分解を阻害します。その結果、アセチルコリンが細胞のレセプター（受容体）と結合し続けることとなり、神経伝達経路が暴走し、サリンに触れた細胞が異常な興奮状態を起こすのです。たとえば、瞳孔が

シンプルなサリンとVXガスの化学式

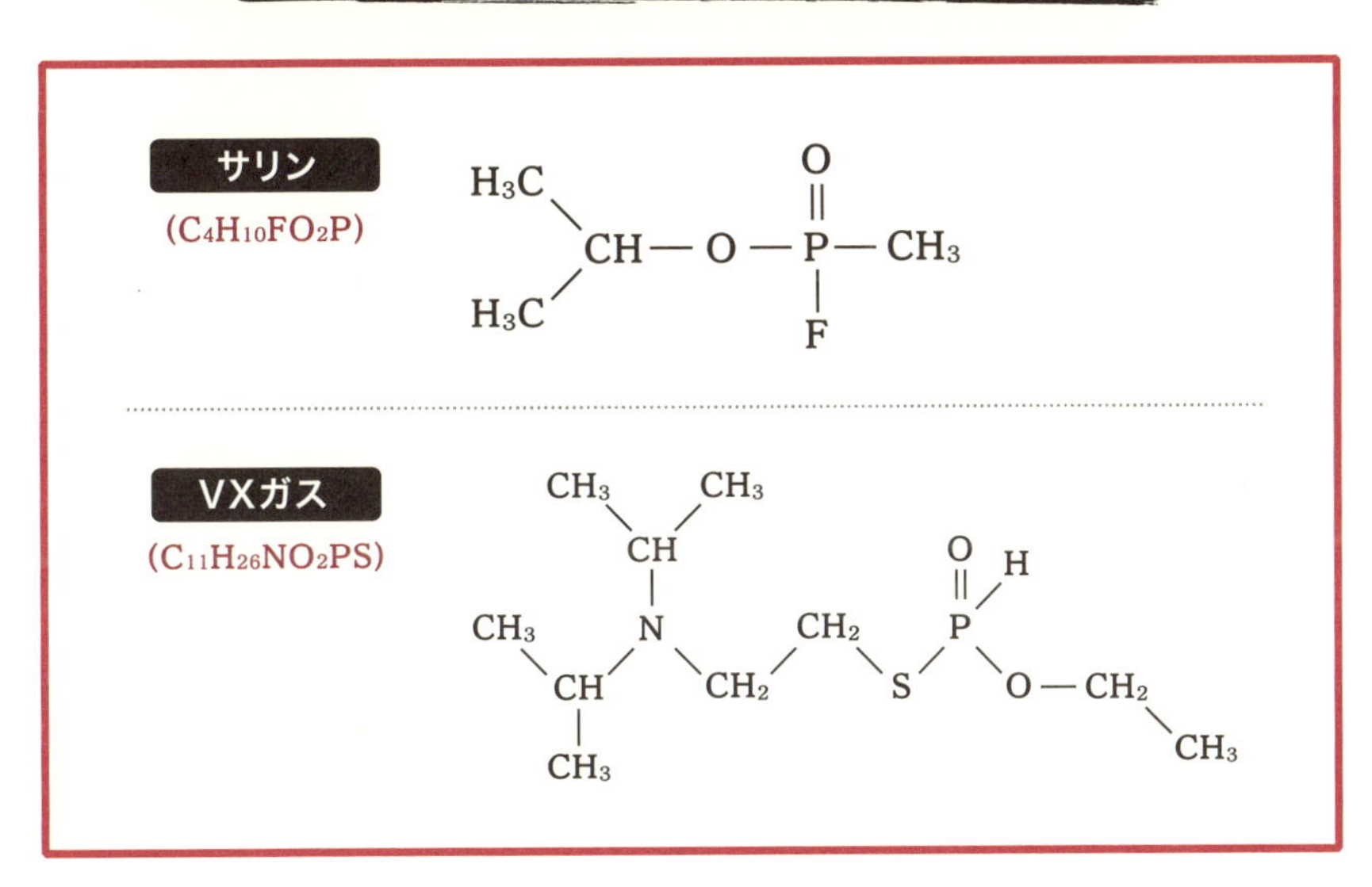

収縮して視覚に異常が起こります。呼吸困難など呼吸系の傷害も起こります。重度の場合は全身が痙攣し、死に至ります。

１９３８年以降、ナチス・ドイツはサリンを量産し、第二次世界大戦中に７０００トン以上を貯蔵していたと言われます。しかし結局、戦場で使われることはありませんでした。

以来、忘れられていた毒ガスだったサリンを、突然、現実の世界にひっぱり出し、まき散らしたのが日本のオウム真理教でした。

オウム真理教が使用したもう一つの毒ガスが、VXガス（$C_{11}H_{26}NO_2PS$）です。

VXガスは１９５０年代にイギリスで合成されました。無味無臭で琥珀色の液体です。サリンと同様、コリンエステラーゼの作用を阻害し、神経系に作用する猛毒です。サリンより化学的に安定し、その効果は散布後、数日～１週間も続きます。人類がつくりだしたなかではもっとも毒性の高い化学物質です。

しみ込んだ土壌を汚染する合成物質

テトラクロロエチレン

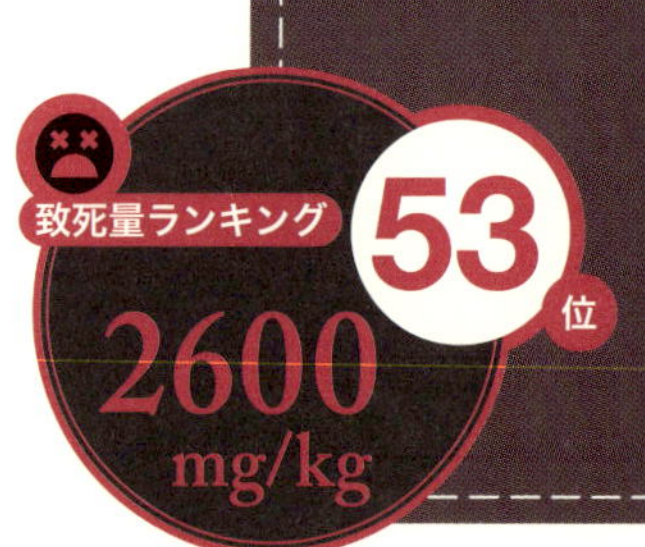

最近、深刻な土壌汚染が問題化している合成物質です。繊維や金属の洗浄剤として広く使われていますが、廃液が土壌にしみ込むと地下水を汚染します。また、揮発したガスを吸い込むと体内で猛毒に変わる恐れがあります。

●シンナーに似た性質を持つ無色透明な液体

今から50年近く前、若者の間で「シンナー遊び」が流行ったことがありました。「シンナー」はラッカーなどの塗料の希釈液の総称で、トルエンやベンゼン、キシレンが主成分です。一般家庭でもシミ抜きなどに使うため常備するケースが多く、薬局や雑貨店で簡単に購入できました。

「シンナー遊び」は揮発したガスを吸うことで幻覚や妄想、陶酔感、脱力感などを得る行為です。なかには、高濃度のシンナーが充満したポリ袋を頭からかぶって吸入する者もいました。そのため深刻な中毒事故が頻発。１９７２年以降、シンナーの販売と使用は厳しく規制されることとなりました。

テトラクロロエチレンも、用途や性質がシンナーによく似ています。無色透明の液体ですが、揮発性が高く、エーテルに似た甘い臭いがします。揮発したガスには中枢神経を麻痺させる作用があります。

ドライクリーニング店で働く人の一部が嘔吐やめまいに悩まされ、かつては「シンナー中毒だろう」と言われていました。しかし、原因はシンナーではなく、テトラクロロエチレンでした。

●人間の体内で猛毒に変わる

「テトラクロロエチレン」とは、多くの人にとって聞き慣れない名称でしょう。テトラ（tetra-）はギリシャ語源で「4」、クロロ（chloro-）は「塩素」のこと。したがって、テトラクロロエチレンは「塩素の原子を4つもっているエチレン」という意味です。

エチレンは石油化学工業になくてはならない炭化水素の一種で、ポリエチレン、エチルアルコール、アセトアルデヒド、酢酸、塩化ビニールなどの原料として幅広く使われています。

テトラクロロエチレン（C_2Cl_4）は、エチレンと塩素の化合物であるジクロロエタン（二塩化エチレン）を加熱することで得られます（次ページ図参照）。用途としては、主にドライクリーニングの溶剤、金属や精密機械などの洗浄剤として使われます。とにかく汚れがよく落ち、とくに油性の汚れを落としやすいことから、ドライクリーニングで重宝されました。

結果、廃業したクリーニング店の跡地から検出されることが多く、土壌汚染や水質汚染の元凶として注目されるようになりました。長い間、排水処理に規制がなかったため、垂れ流しにされて地下へ浸透するケースが多かったのです。現在、廃業したガソリンスタンドのベンゼン類、鉛などの土壌汚染が問題になっていますが、クリーニング店跡地でも同様の問題があるのです。

テトラクロロエチレンを吸い込むと、シンナーの場合と同様、肝臓、腎臓、脳の順に大量に分布し、中枢神経の働きが阻害され、めまいや頭痛、悪寒といった症状を起こします。さらに恐ろしいのは、肝臓にいる酸化還元酵素シトクロムP45

エチレンからテトラクロロエチレンへの合成

$$H_2C{=}CH_2 + Cl_2 \xrightarrow{\text{塩化鉄（III）（触媒）}} ClH_2C{-}CH_2Cl$$

エチレン　→　ジクロロエタン

$$ClH_2C{-}CH_2Cl + 3Cl_2 \xrightarrow{400℃} Cl_2C{=}CCl_2 + 4HCl$$

ジクロロエタン　→　テトラクロロエチレン

０（細胞内の小胞帯に多く存在し、解毒作用を果たす）により、トリクロロ酢酸（ＴＣＡ）に変わる恐れがあることです。

ＴＣＡは、化学の実験などで生物の細胞を殺すためによく使われる薬剤です。それほど危険な物質が、長い間、何の排出規制もなく処理されていたということです。

現在、テトラクロロエチレンは労働安全衛生法で特別有機溶剤等に指定され、その排水は厳しく規制されています。しかし、新たに廃業したクリーニング店跡地の土壌からは、今なお規制値以上のテトラクロロエチレンが検出され続けています。

COLUMN

今も地上に滲み出す六価クロム

産業廃棄物の六価クロムによる土壌汚染が大きな社会問題となったのは、1975年（昭和50年）でした。

六価クロムとは、クロム化合物のうち価数が＋６のものの総称です。代表的なものに三酸化クロム（CrO_3）や二クロム酸カリウム（$K_2Cr_2O_7$）などがあります。酸化剤、メッキ、顔料など工業用に広く使われますが、強い毒性をもち、皮膚や粘膜に付着すると炎症や腫瘍を引き起こします。また、長期間にわたって摂取すると、肝臓障害、呼吸器系の傷害、肺ガンや大腸ガンなどを発症する恐れもあります。

その六価クロムを含む産業廃棄物が、日本化学工業小松川工場があった東京都江東区・江戸川区一帯に、大量に埋められていたのです。クロム鉱滓（くず）の総量は推定100万ｔに達していました。

東京都は20年をかけて無害化処理を行いました。しかし、六価クロムに汚染された地下水が地上に滲み出す事故は、40年以上経った今も跡を絶ちません。2016年１月末にも、江東区内の広場前の歩道で、ブロックの隙間から汚染水が染み出ているのが発見されました。

未処理のクロム鉱滓がどれくらい埋まっているのか、無害化処理が今も有効なのかなど、わからないことが多いまま、「監視を強化して、見つけしだい処理する」しか手のうちようがないのが現状です。

有害物質による土壌汚染は、これほど長期間にわたって住民を苦しめるのです。

砂糖の200倍の甘さを持つ人工甘味料

アスパルテーム

かつて人工甘味料と言えば、砂糖の安価な代用品でした。現在では、健康やダイエットのために積極的に使われています。しかし、安全性に疑問を投じる声は後を絶ちません。あきらかな毒物も含まれています。

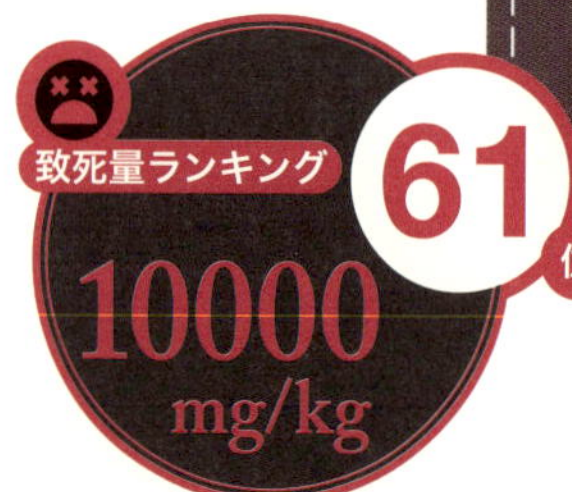

●砂糖の代用品だった合成甘味料

食品に甘味を加えるために添加される調味料には、大きく分けて天然甘味料と合成甘味料があります。

天然甘味料には、ブドウ糖、果糖、麦芽糖、ショ糖、オリゴ糖など、もともと食品に含まれる甘味成分を抽出したものや濃縮したもの。あるいは、砂糖、蜂蜜、メープルシロップ、モラセスなど、天然の原料から精製したものがあります。

天然の甘味成分ではあるけれど、人工的に合成されるものとしては、トレハロース、マルチトール、キシリトール、ステビア、甘草抽出物、羅漢果(らかんか)抽出物などが挙げられます。

一方、甘味成分を人工的に合成してつくったものが合成甘味料です。安価なため、戦前は砂糖の代用品として菓子やジュース、缶詰などに多用されました。ズルチン、チクロ、サッカリンなどが代表的です。

しかし、戦後になると毒性が問題化し、1960年代にズルチンとチクロの使用は禁止、サッカリンの使用も制限されることとなりました（次ページの表参照）。

●使用目的は「健康のため」となったが…

現在の「人工甘味料」も、かつての合成甘味料の流れにあるものですが、用途は大きく変わりました。食品や飲料が含有する糖分を減らし、カロリーを抑えることを大きな目的として、積極的に選ばれるようになったのです。

スーパーマーケットやコンビニの飲料コーナーへ行けば、「ダイエット」「カロリーオフ」「ノンカロリー」「糖質オフ」などを謳った商品がずらりと並んでいます。

もちろん、甘くないわけではありません。砂糖の代わりに、アスパルテーム、アセスルファムカリウム、スクラロースなどの合成甘味料を使っているのです。そうした合成甘味料のなかには、砂糖の数百倍もの甘味をもつものもあります。ほんの少し添加するだけで、十分な甘味をつけることができるのです。

ダイエット中の人や血糖値を気にする人にとっては、なんともありがたい話。甘いモノをいくら食べても太らないというのですから、まさに夢の甘味料ではありませんか。

しかし、健康のために選んでいるはずのダイエット飲料やダイエット食品が、健康を害する「毒」を含んでいる危険性があります。

すでに世界各国で複数の科学者のチームが「人工甘味料は糖尿病や肥満など生活習慣病のリスクを高める」「人工甘味料を摂取すると血糖値が上がる」「心血管疾患による死亡率が上がる」等々の好ましくない研究結果を発表しています。

人工甘味料は食品添加物（食品衛生法）であるため、安全性については調査研究が続けられています。わが国では問題は指摘されていませんが、前述のような病気を持った人の安全性は今後も研

主な人工甘味料とそれらの用途一覧

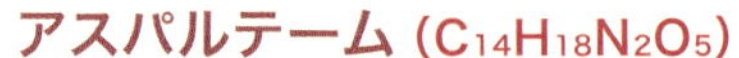

アスパルテーム（$C_{14}H_{18}N_2O_5$）
シヨ糖の100〜200倍の甘味をもつ。
1965年にアメリカのサール薬品が発見。
現在、流通しているアスパルテームの製法は味の素が開発。

アセスルファムカリウム（$C_4H_4KNO_4S$）
ショ糖の約200倍の甘味をもつ。
1967年にドイツの科学者カール・クラウスが発見。
日本では食品添加物に指定。

スクラロース（$C_{12}H_{19}Cl_3O_8$）
ショ糖の約600倍の甘味をもつが、カロリーはゼロ。
1976年にイギリスの砂糖メーカーが砂糖を元に開発。
血糖値やインシュリン値に影響せず、虫歯の原因にもならない。
日本では食品添加物に指定。

サッカリン（$C_7H_5NO_3S$）
ショ糖の200〜750倍の甘味をもつ。
1878年にジョンズ・ホプキンス大学で発見。
水にほとんど溶けないため、サッカリン酸ナトリウムとして使われる。
日本では1973年に医用・特殊な食品以外には使用禁止。

ネオテーム（$C_{20}H_{30}N_2O_5$）
ショ糖の7000〜13000倍の甘味をもつ。
アメリカのバイオ化学メーカーのモンサント社が開発。
現在はファイザー社が特許所有。

ミラスィー
ネオテームを元に、DSP五協フード&ケミカルが開発。
日本では食品添加物として承認。

ズルチン（$C_9H_{12}N_2O_2$）
1884年にドイツで発見された尿素の誘導体。
死亡事故、肝機能障害や発ガン性などの問題が起き、使用禁止。

チクロ（$C_6H_{12}NNaO_3S$）
ショ糖の30〜50倍の甘味をもつ。
1937年にアメリカで発見。
発ガン性や催奇形性が指摘され、使用禁止。

究が継続される必要があるでしょう。

●アスパルテームが含有する神経毒

人工甘味料のなかでも、とくに危険と考えられているのがアスパルテーム（$C_{14}H_{18}N_2O_5$）。1960年代半ばにアメリカで開発された、アミノ酸由来の甘味料です。

重量あたりのカロリーは砂糖と同じですが、アスパルテームの甘味は砂糖の200倍なので、ごく少量で同じ甘味を出すことができます。その分、カロリーを抑えることができる点が最大の売りでした。

アメリカの食品医薬品局（FDA）の審査では、経口摂取する程度の量なら分解も代謝もされず、そのまま排泄されるため、毒性の問題はないと判断されました。

日本でも1983年から使われるようになり、急速に普及しました。現在では「カロリーゼロ」や「ダイエット」を謳う飲料をはじめとして、ガムや飴などの菓子類にもっとも多く含まれています。

ところがその後、アスパルテームの毒性に警鐘を鳴らす論文が次々と発表されたのです。多くは、アスパルテームの神経毒に関わるものです。

アスパルテームの主成分であるフェニルアラニン（$C_9H_{11}NO_2$）はアミノ酸の一種で、人間の身体では作ることができないので食品から摂る必要があります。このフェニルアラニンは神経伝達物質であるドパミンなどの原料になります。そのため過剰に摂れば脳の神経細胞を異常に興奮させる可能性があるのです。

また一方で、ドパミンと同じ神経伝達物質であるセロトニンが脳に送られなくなる可能性も指摘されています。さらにはアスパルテームの別の成分であるメチルエステルは、体内でメチルアルコールに変換されます。これは2016年に兵庫県で起こった、妻が夫にメタノールを飲ませて死亡させた事件と同様になります。

人工甘味料が含まれる食品

人工甘味料の種類	使用対象食品
アスパルテーム	ダイエット食品、清涼飲料水、菓子など
アセスルファムカリウム	砂糖代替食品、菓子、清涼飲料水、漬物、つくだ煮など
キシリトール	チューインガム、キャンデー、ジャム、焼き菓子など
サッカリン	漬物、粉末清涼飲料、魚介加工品、しょう油、つくだ煮、煮豆、ビン詰め、缶詰など
D-ソルビトール	煮豆、つくだ煮、生菓子、冷凍すり身など

出典）東京都福祉保健局資料より抜粋

そうしたことから、アスパルテームを日常的に大量に摂取すると、頭痛や悪心から始まって、不眠、うつ症状、記憶障害、知能低下、血糖値の上昇、肥満、皮膚の異常、中枢神経の損傷、さらには発ガン、パーキンソン病の発症など、さまざまな悪影響が警告されています。

真実だとすれば、ダイエットにとっても健康にとっても、まったく逆の作用を及ぼすことになってしまいます。にもかかわらず、今も使われ続けているのは、アスパルテームの毒としての活性と量との関係からでしょう。つまり強いとは言えない毒性のものを少量摂っても毒にはなりえないでしょうという考えです。ただし、定量的な解析が行われているわけではないので、今後とも安全性の研究が必要です。

3章

おもに血液に作用する毒

3. おもに血液に作用する毒

血液毒（出血毒）としてはクサリヘビなどのヘビ毒が代表的ですが、クモの毒やハチの毒、キノコの毒、硫化水素、ベンゾール系の薬品なども含まれます。また、血液毒の中にはヘビ毒のように神経毒、筋肉毒など複数の成分を含むのが普通です。

血液毒は、おもに血液の成分の一つである赤血球に作用し、これを破壊（正確には「機能不全」）します。赤血球は、酸素と二酸化炭素を交換して運搬する役割を担っているため、赤血球が破壊されると、血液中や組織内の酸素が不足し、貧血状態に陥ったり、細胞が窒息死したりします。

さらにヘビ毒のなかには、血小板を破壊して血液の凝固を阻害することで激しい出血を起こさせるものや、毛細血管や静脈の血管壁の細胞を破壊することで周辺の筋肉を壊死させる作用をもつものもあります。神経毒と比べて致死率はさほど高くありませんが、たいへんな痛みと深刻な後遺症をともないます。

本章では、それらの血液毒に加え、特殊なケースとして、体液平衡を乱すことで中毒を引き起こす水の毒も紹介します。

ドラマで頻繁に使われる毒物の花形

シアン化物

（青酸カリ、青酸ソーダ、青酸ガス）

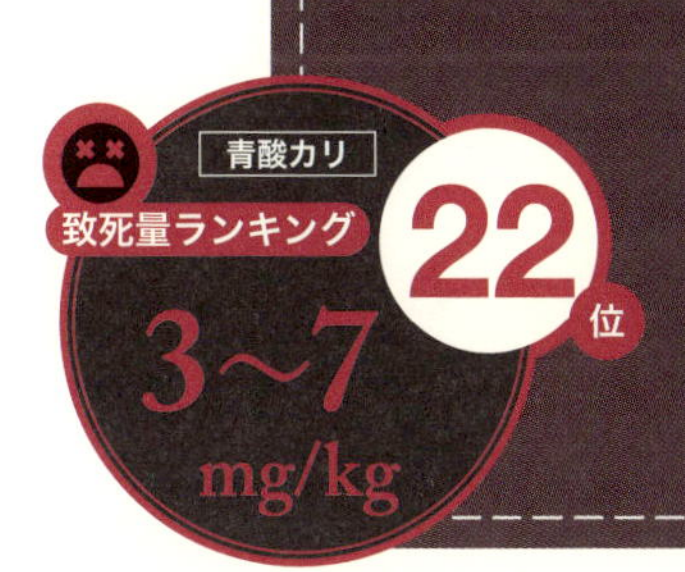

ミステリー小説やテレビドラマで毒殺事件の花形として登場する青酸カリ。中国天津の倉庫大爆発で飛散したとされる青酸ソーダ。ナチスのユダヤ人収容所で用いられた青酸ガス。これらはいずれもシアンを含む有毒な化合物です。一方で、メッキや冶金用に使われるため大量生産されている身近な毒でもあります。

●ほぼ一瞬で人が死ぬ青酸ガス

シアンは炭素と窒素の化合物（C_2N_2）です。強い刺激臭のある猛毒の気体で、融点は約マイナス28度、沸点は約マイナス20度。水やメタノール、エタノール、グリセリンなどに溶けます。

「シアン」と聞いて「青色」を思い浮かべる人も多いでしょう。シアン自体は無色ですが、鉄を含む化合物は青を発色します。そのため、印刷や美術関係の世界では、青色のことをシアンと呼ぶのです。

化学の分野では、水素のシアン化物、つまりシアン化水素（HCN）を俗に「青酸」「青酸ガス」と呼びます。まぎらわしいことに、シアン化水素の水溶液やシアン自体が青酸と呼ばれることもあります。

第二次世界大戦中にナチス・ドイツがユダヤ人の強制収容所で用いた毒ガスは、このシアン化水素を有効成分とする殺虫剤のチクロンBでした。

青酸ガス・青酸カリ・青酸ソーダの化学式

青酸カリ （シアン化カリウム） （KCN）	$K^{+}C = N^{-}$
青酸ソーダ （シアン化ナトリウム） （NaCN）	$Na^{+}C = N^{-}$
青酸ガス （シアン化水素） （HCN）	$H-C \equiv N$

本項で紹介する「シアン化物」は、正確には「シアン化物イオン（CN^{-}）をもつ塩」の総称です。

シアン化物イオンがカリウムイオンと結合してできる物質がシアン化カリウム（KCN）、いわゆる「青酸カリ」です。白い粉末状の結晶で、乾燥状態では臭いがありません。しかし、水に溶けると、空気中にあった二酸化炭素が水に溶けた酸と反応して、独特の刺激臭をもつ青酸ガス（シアン化水素）を放出します（$KCN + CO_2 + H_2O \rightarrow K_2CO_3 + 2HCN$）。このガスを吸うと、人間はほぼ一瞬で死亡します。

一方、シアン化物イオンがナトリウムイオンと結合した物質がシアン化ナトリウム（NaCN）で、「青酸ナトリウム」「青酸ソーダ」などと呼ばれます。性質は青酸カリによく似ていて、乾燥状態では無色無臭の粉末状結晶ですが、二酸化炭素と反応すると青酸ガスを放出します。

●「アーモンド臭」を嗅いではいけない

シアン化物は一部の化合物（たとえばジーンズの染料に使われるプルシアンブルー）を除けば、いずれも猛毒です。青酸カリの場合、経口でも注射でも、半数致死量（ＬＤ50）はkgあたり3～7mg。成人では１５０～４００mg程度となります。

青酸カリが体内で胃酸と反応すると、青酸ガス（シアン化水素）が発生します。青酸ガスが肺から血液中に入ると、シアンが細胞の中のエネルギー産生場所であるミトコンドリアのシトクロームオキシダーゼの働きを妨げて、酸素を使えなくします。その結果、細胞が死んでいくのです。症状としては、めまいや動悸、頭痛、嘔吐などの全身症状が起こります。また、身体に酸素がない状態で糖が代謝されるため、乳酸が異常に産生され(無酸素状態で異常な激しい運動をしたのと同じ状態)、動脈血の水素イオン濃度（pH）が低下して血液が酸性化します(酸性血症)。「アシドーシス」と呼ばれる状態で、適切な処置をしなければ痙攣が始まり15分以内に死亡します。

青酸ガスの致死濃度についてはさまざまなデータがあり、「２７０ｐｐｍ（百万分の一）で即死」という研究者もいれば、「５０００ｐｐｍを1分間吸入すると危険」と主張する研究者もいます。ガスであるため、正確な数値が定めにくいのです。いずれにしても、一定濃度以上のガスが体内に入ると瞬時にして生体内のヘモグロビンと結合し、細胞の呼吸を妨げて壊死させ、生体を死に至らしめます。

青酸中毒で死亡したときは、静脈血が一酸化炭素中毒などと同じく鮮やかな赤色を帯びるため、皮膚も明るいピンク色となることがあります。

また、中毒した人の呼気は「アーモンド臭」と呼ばれる特徴的な臭いを発します。ただし、ローストされたアーモンドの香ばしい香りではなく、未熟な果実や花がもつ甘酸っぱい香りです。この呼気も有毒ですから、中毒した患者の呼気を吸ったり、臭いを嗅いだりしてはいけません。マウス・トゥ・マウスの人工呼吸は厳禁です。

青酸ガスは、皮膚から吸収しただけでも中毒を起こす可能性があります。ハンカチで口を押さえても危険ということです。青酸ガスの発生には胃酸が必要なため、胃を切除した人は青酸カリを飲んでも死なないという説がありますが、青酸ガスは体内の粘膜からも皮膚以上に吸収されるので、この説は誤りです。

なお、青酸には「即死」のイメージがつきまといますが、じつは慢性中毒もあります。体重1kg当たり14mg程度の青酸カリを長期にわたり、くり返し摂取すると、甲状腺、腎臓、肝臓、脾臓、神経系などに障害を起こす可能性があるのです。

●高校の理科室にもある毒物

ミステリー小説やテレビドラマの毒殺事件で、もっとも頻繁に用いられる毒物は青酸カリでしょう。

青酸カリと青酸ソーダは、メッキや冶金など金属加工に用いるため、工業的に大量生産されています。高校の理科室や大学の実験室にも、試薬としてかならず置いてあります。一般の方々が考えるより、ずっと身近に大量に存在する猛毒なのです。だとすれば、現実の毒殺事件で頻繁に使われても不思議はなさそうですが、実際に使われるケースは案外、多くありません。

日本初の青酸カリ殺人は、昭和10年、東京浅草で起こった小学校校長殺人事件と言われています。このとき用いられた青酸カリも、町工場で調達されたものでした。軍需景気に世間が沸き、青酸カリが広く出回り始めた時期だったのです。

戦後になると、闇市のメリケン粉に青酸カリが混入するというあまりに不注意な事件や、強盗犯が被害者の口に力づくで青酸カリを押し込むといった乱暴な事件が起きます。しかし、「青酸カリ」の名前を一躍有名にしたのは、なんといっても昭和23年の帝銀事件でしょう（詳細は後述参照）。

帝銀事件の後も、青酸ソーダや青酸カリを酒、ジュース、サイダー、栄養ドリンク、牛乳、紅茶、はては寿司にまで混入する毒殺事件がたて続けに起こりました。

犯人が女性の死刑執行囚第一号となったホテル日本閣事件で使われたのは青酸カリですし、昭和52年前後に続発した毒入りコーラ事件で使われたのは青酸ソーダでした。昭和59年から60年にかけて社会的な大事件となったグリコ森永事件で、菓子に混ぜられた毒物も青酸ソーダでした。

ところが、その後、シアン化物は重大殺人事件からぱたッと姿を消してしまったのです。なぜでしょう。

●帝銀事件で大量殺人が可能だった理由

第一の理由は、シアン化物ならではの特徴的な臭いと、青〝酸〟というくらいですから、きわめて刺激的な苦味にあります。

じつを言えば、私自身、学生時代に、ごく少量ですが青酸カリを口に含んでみたことがあります。危険性は十分に認識していましたから、研究室の仲間に立ち会ってもらい、すぐに口を漱ぐための生理食塩水も用意してありました。結論は、とにかく苦くて、まずい！　致死量など、とても飲めたものではありません。

青酸カリの致死量は、体重1kgあたり3～7mg。体重70kgの成人では最低でも200mg以上、最大では500mgつまり0・5gになります。料理用の小さじ1杯が5gと考えれば、だいたいの量がイメージできるでしょう。ひそかに盛る毒の量としては、少なくありません。むしろ多いのです。お茶やジュースに混ぜたら、口に含んだ瞬間、異常を感じ、間違いなく吐き出してしまうでしょう。

事実、平成10年に長野県で起こった青酸入り烏龍茶殺人未遂事件では、スーパーの店員が変形した烏龍茶の缶を見つけ、売り物にならないと考えて自ら飲もうとしましたが、一口飲んだだけで吐き出してしまい、警察に通報しています。

第二の理由は、即効性も確実性も低いことです。テレビドラマなどでは、青酸カリや青酸ソーダを口にしたら瞬時に死亡するかのように描かれます。しかし実際には、死ぬまでに10分も20分もかかります。その間に救急隊が到着し、一命を取り留める可能性が高いのです。犯人にしてみれば、殺害に失敗するだけでなく、犯罪が発覚する恐れもあるということです。

気体の青酸ガスなら即効性は高いでしょう。ただし、周囲の環境や風向きによっては自分の生命も危険にさらされます。青酸を発見した化学者のカール・ウィルヘルム・スティール博士自身、誤って青酸ガスを吸い込んで死亡しました。

では、帝銀事件ではなぜ12人もの殺害が可能だったのでしょうか。その点こそが、犯人の狡猾なところです。

東京都豊島区の帝国銀行椎名町支店を訪れた犯人は、東京都防疫課の技官を名乗り、「近くで集団赤痢が発生したから予防薬を飲んでほしい」と説明しました。そして、自ら何らかの液体を飲んでみせたうえで、行員16人に青酸化合物を渡したのです。被害者たちは刺激を感じても「薬だからしょうがない」と我慢して、一気に飲み干してしまいました。

平成以降、青酸を用いた殺人事件として特記されるべきは、平成25年に発覚した京都・大阪連続不審死事件でしょう。被害者は逮捕された女性の夫や交際相手など、少なくとも4人とされます。用いられた毒物は、おもにカプセル入りの青酸カリでした。カプセルに入れて服用させることで確実性を高め、犯行時刻を遅らせることができたのです。

●摂取した時の解毒方法

前述したように、気体の青酸ガス（シアン化水素）を吸入すると即死します。救命できる可能性はありません。ただし、青酸ガスは体内にはほとんど蓄積しないため、吸入しても致死量に達しない場合は、意識が戻ればすぐに回復します。

青酸カリ、青酸ソーダなどの塩類による中毒は、症状の進行が遅いため、救命可能です。まずは、一刻も早く救急車を呼ぶこと。その際、シアン化物による中毒であることをかならず伝えます。

救急車が到着するまでの間、患者に意識があるときは、水やアルカリイオン水などを大量に飲ませて、何度も吐かせます。手当を行う間、近くにいる人間は患者の呼気を吸わないよう十分に注意しなければなりません。マウス・トゥ・マウスの人工呼吸はもちろん厳禁です。

医療機関で行うシアン中毒の治療法としては、亜硝酸アミルを気化させて吸入させる方法が一般的です。15秒間の亜硝酸アミル吸収と15秒間の酸素吸入または自然呼吸を5回くり返すことにより、血液中のヘモグロビンがメトヘモグロビンに変化します。そのメトヘモグロビンがシアンと結合して無毒なシアンメトヘモグロビンになるのです。

COLUMN

自然界にも存在する青酸

「きれいな薔薇には棘がある」などと言われますが、バラ科の植物は種も危険。アンズ、モモ、ウメ、リンゴ、ビワなどの未熟な種子には、アミグダリンやプルナシンなどの青酸配糖体（糖の水酸基が他の物質と結合してできる化合物。植物の医薬効果、花の色などのもとになるもの）が含まれています。それらがすりつぶされ、同じく未熟な種子に含まれるエルムシンや、人体の腸内に存在するβ-グルコシダーゼなどの酵素によって加水分解されると、糖アルデヒドと青酸ガス（シアン化水素）が発生します。古代エジプトなどでは、モモの実の種をすりつぶした「桃仁」を罪人の処刑に用いたとも伝えられています。ただし、日常的に食べて中毒する恐れはありません。たとえばアンズの種を20個以上も噛み砕かなければ危険な量に達しないからです。

COLUMN

毒薬入りカプセルを見抜くコツ

ヒ素やタリウムなど一部の例外をのぞき、猛毒物質の多くには強烈な刺激臭や苦味があります。「一服盛る」目的で、ひそかに飲料や食べ物に混ぜても、あまりにまずいため、盛られた相手は口に入れたとたん異常に気づき、吐き出してしまうでしょう。

少し利口な犯人なら、オブラートにくるんだり、カプセルに入れて飲ませたりするくらいの工夫はするものです。粉薬用のカプセルは薬局でも通信販売でも簡単に買えますから、購入したカプセルに青酸カリなどを入れた毒入りカプセルを手作りし、「胃薬」や「栄養剤」などと偽って飲ませるわけです。

さらに狡猾な犯人なら、市販されているカプセルの容量や特徴を研究したうえで、アリバイ工作に利用するかもしれません。

一般的なカプセルは20分から1時間以内に胃液で溶け、薬物の効果が現れます。しかし、腸液でなければ溶けない特殊な腸溶カプセルを使えば、薬物の効果が現れるまでに1時間以上、場合によっては3〜4時間かかります。

ある程度、化学の知識があれば、およそ何時間後に被害者が死亡するかを推測するのは簡単です。だから、その時間帯のアリバイをつくっておけばいいのです。被害者が若く健康で腸液が多ければ、カプセルの成分が残ることもありません。ということは、カプセルを使って毒殺すれば、完全犯罪が成立すると思われるかもしれませんが、そうはいきません。最近は警察の捜査でもカプセルが使われた前提で、犯行時間に4〜5時間の幅を見ているからです。

被害者自身が毒入りカプセルを見抜くコツもあります。製薬会社が製造した正当な薬品のカプセルには製造番号が打ってありますが、手作りの毒入りカプセルにはありません。心当たりがある人は、製造番号のないカプセル薬は飲まないことです。

毒性も成分も豊富な生物毒の代表

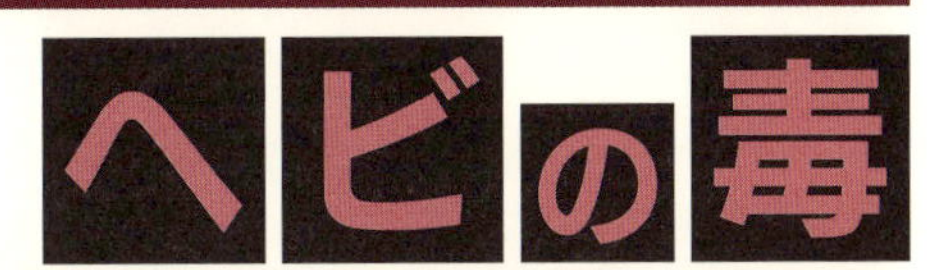

ヘビこそは毒をもつ生物の代表。世界で500種近いヘビが毒をもち、毒の成分も毒性の強さもバリエーション豊かです。日本に棲息する毒ヘビの代表はマムシとハブですが、いちばん強い毒をもっているのは、意外なことにヤマカガシです。

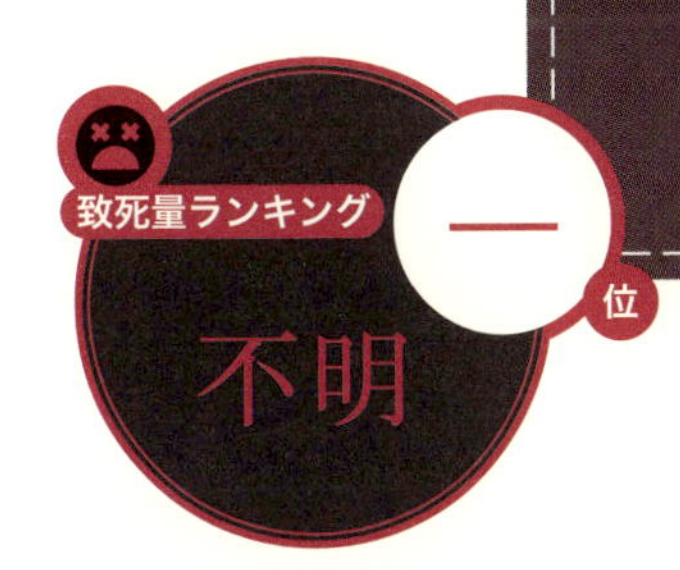

●ひと噛みで20人分の致死量を出すコブラ

ヘビは爬虫類のなかでも種類の多い生き物です。世界中に分布するヘビは２４００種とも３０００種とも言われ、そのうち毒をもつのはコブラ科、クサリヘビ科、ナミヘビ科などの４５０種から５００種。日本には約40種のヘビが棲息し、マムシ、ハブ、ヤマカガシの３種が代表的な毒ヘビです。

ヘビの毒には、大きく分けて神経毒、血液毒（出血毒）、筋肉毒の３種類があります。種により毒性の種類は異なりますが、複数の毒をもつものが多く、毒の量や割合もさまざまです。多くの毒は消化液が変化して毒腺にたまったものです。

神経毒は、コブラ科のヘビがもつ代表的な毒です。毒の成分は60以上のアミノ酸から成るポリペプチド類で、相手の神経伝達回路に作用します。その結果、心筋や骨格筋などの筋肉や感覚が麻痺し、やがて呼吸困難に陥り、放置すれば死亡します。即効的で、致死率の高い危険な毒です。

　コブラ科のヘビと言えば、鎌首を上げ、頸部を広げて威嚇する姿がおなじみでしょう。アジア、アフリカ大陸の熱帯、亜熱帯地方に広く分布し、日本でも南西諸島に棲息しています。

　多くのコブラの毒牙には溝があり、敵や獲物に噛みつくと、その溝を通って毒液が流れ出て、相手の体内に注入されます。キングコブラなどの大型のコブラでは、ひと噛みで7mlほどの毒を出すと言われますが、これは人間なら成人20人分、ゾウ1頭の致死量に相当します。

　一方、クロクビコブラやドクハキコブラのように、噛みつくのではなく、相手に向かって勢いよく毒液を吐きかけるヘビもいます。

●マムシもハブもガラガラヘビの仲間

　ガラガラヘビに代表されるクサリヘビ科のヘビの毒は、おもに血液毒です。血液中に入ると赤血球を破壊し、凝固因子の働きを阻害するため、出血が止まらなくなります。消化液が変化し濃縮されたものなので、患部は腫れて筋肉細胞が壊死し、激しい痛みがともないます。やがて血圧が降下し、腎臓機能も障害を受け、多臓器不全などで死亡します。

　致死率は神経毒ほど高くありませんが、助かっても後遺症が残ることがあります。

　クサリヘビの上顎には、コブラと違って管状の長い毒牙があります。この毒牙は、口を閉じているときは内側に折りたたまれており、口を大きく開くと回転するようにして伸びる構造になっています。

　クサリヘビ類はアジア、アフリカ、ヨーロッパなどに広く分布し、ガラガラヘビがよく知られています。小さいものは体長20cm、大きいものは3m以上ありますが、いずれも三角形の頭と太目の胴体、クサリのように見える網目模様が特徴です。頭が三角形に見えるのは、顎の筋肉が発達して横に張っているためです。

日本のマムシやハブも、クサリヘビ科の仲間です。いずれも三角形の頭をしているので、日本では「頭が三角形のヘビは危ない」と言われますが、世界的に見れば、必ずしも毒蛇の頭がすべて三角形とは限りません。

●毒性が強いマムシ、毒量の多いハブ

マムシ（ニホンマムシ）は体長45㎝から80㎝程度の小型のヘビで、褐色の地に「銭型」と呼ばれる特徴的な斑紋があります。ほぼ日本全土の森林や草地に分布し、水田、湿地、小川などの水辺に多く棲息します。基本的には夜行性で、自分から積極的に攻撃することはありません。それでも毎年3000人ほどが噛まれ、うち数名が死亡しています。

マムシ毒の成分は血圧を降下させる酵素や溶血作用をもつクロタロトキシンなどで、毒性は強く、噛まれると20～30分で激しい出血や疼痛、続いて皮下出血、リンパ腺の腫れ、発熱、めまい、呼吸不全などが起こり、放置すれば3～4日後に死亡します。マムシに噛まれても、1時間たってこうした症状が出なければ毒の注入はなかったと考えてよいでしょう。

ハブは体長100㎝から200㎝。奄美や沖縄などの南西諸島に棲息する、日本の固有種です。淡い褐色の地に濃褐色の斑紋があります。ハブの毒はマムシの毒ほど強くありません。しかし、マムシより攻撃的なことに加え、身体が大きく一度に排出する毒液の量が多いため、危険性は劣りません。

いずれの場合も、噛まれたときは一刻も早く医師の診察を受け、血清を投与してもらう必要があります。素人が傷口を開いたり、毒を吸い出したりするのはたいへん危険です。また、二度目に噛まれたときは、アナフィラキシー・ショックにも注意しなければなりません（111ページコラム参照）。

●最強の毒をもつウミヘビ

３つ目の筋肉毒は、おもにクサリヘビ科とウミヘビ科のヘビがもっている毒です。有毒成分のミオトキシンは筋肉細胞のＤＮＡに作用して核酸の合成を阻害し、筋組織を壊死させます。その結果、全身の筋肉痛が起こり、放置すると多臓器不全や出血性ショックで死亡します。

ただし、ミオトキシンをもつヘビはかならず血液毒をもっているので、血液毒に含めて分類することもあります。

ウミヘビは「最強の毒ヘビ」と言われることがあります。たしかにウミヘビの仲間には、強い神経毒と血液毒・筋肉毒を併せもつものが多く、毒性も強力です。とくにインド洋からオーストラリア北部、ソロモン諸島にかけて棲息するベルチャーウミヘビの毒はすべてのヘビのなかでもっとも強いと考えられています。

一方で、海中に棲息するため人間と接触しにくいこと、攻撃性が低いこと、身体が小さいこと、さらに毒牙の構造上、噛んでも毒液の注入量が少ないことなどから、実際の被害は多くありません。しかし、水中で噛まれると泳げなくなり、溺死する恐れがあります。

他に、日本に棲息するヤマカガシなど一部のヘビでは、捕食したヒキガエルの毒であるブフォトキシンを体内に貯めて使います。

ヤマカガシはアオダイショウやシマヘビと同じナミヘビの仲間で、日本でもっともよく見かけるヘビです。かつては無毒と考えられていましたが、１９７２年に噛まれた中学生が死亡する事故が起き、毒をもつことが知られるようになりました。

ブフォトキシンの毒性はマムシやハブより強力です。しかし、ヤマカガシはおとなしいヘビなので、めったに噛まれることはありません。また、ヒキガエルがいない地域に棲息するヤマカガシには毒がありません。

COLUMN

アナフィラキシー・ショック

「アナフィラキシー・ショック」はアレルギー反応の一型です。ヘビに噛まれたりハチに刺されたりしても、軽症で終わることもあるし、血清を打つなどしてことなきを得ることも多いでしょう。

非常事態は乗り越えられたのです。しかし、体内の免疫システムは、非常事態の記憶を忘れません。同じ事態がもう一度、起きたとき、つまり再度、同じ種類のヘビに噛まれたりハチに刺されたりすると、「また来た。さあ、たいへんだ！」とばかりに、過剰な免疫反応を起こしてしまうのです。

免疫システムは、異物や毒物から身体を守るための大切な仕組みです。体内に侵入したインフルエンザのウィルスや細菌類を撃退するには不可欠です。しかし、毒物の場合は、インパクトが全然、違います。ウィルスや細菌の侵入が飲み薬だとすれば、ヘビ毒やハチ毒の侵入は、いきなり大量に静脈注射されたようなもの。通常のペースで抗体を供給しても間に合いません。

毒の侵入を許した身体は、抗体をどんどんつくります。全身のエネルギーを総動員して、毒物を撃退しようとします。大量の抗体をつくるため、心臓はフルパワーで働き、血管もこれ以上ないほどのペースで収縮をくり返します。それが脳のコントロールを超えたとき、「もう、無理！」とばかり、一瞬にしてすべてが止まってしまうことがあるのです。

具体的な症状としては、血圧低下、発熱、嘔吐、下痢、蕁麻疹（じんましん）、尿失禁、失神など。一度目の中毒とは異なる重い症状が出て、放置すれば呼吸が止まって死亡します。一方ではヘビ毒やハチ毒による本来の中毒症状もあるので、救急医療スタッフはアナフィラキシー・ショックと神経中毒の両方に対応しなければなりません。どちらを優先すべきかは、毒の種類や状況によって異なります。

生きるのに不可欠な水で人が死ぬ？

水中毒

あらゆる生物にとって、生きていくうえで欠かせない水。しかし、その水が原因で人間が病気になることもあるし、死ぬこともあります。日本の水道水は安全ですが、ミネラルウォーターのペットボトルはかならずしも安全とは限りません。

致死量ランキング

—— 位

30ℓ

●欧米は硬水なのに日本は軟水の理由

日本で初めて整備された上水道は、戦国大名の雄、北条氏が整備した小田原上水です。江戸時代には神田上水や玉川上水をはじめ、全国に上水道が引かれ、明治以降の政府も近代的な水道システムを敷設しました。浄水処理技術は今も、どんどん向上しています。現在、日本の水道水が安全なうえに、飲んでもおいしいと高く評価されるのは、そうした上水道システムがすぐれているからですが、それだけではありません。日本の水には、もともと混入物が少ないのです。

自然の水には硬水と軟水があります。水の硬度は溶け込んでいるカルシウム塩類とマグネシウム塩類などのイオンの量で決まります。日本ではそれらを炭酸カルシウムのｐｐｍに換算し、３００ｐｐｍ以上を「硬水」、１００ｐｐｍ以下を軟水、１００～３００ｐｐｍを「中硬水」と呼んでいます（ＷＨＯなど様々な基準あり）。軟水では石鹸の泡立ちが良く、硬水では泡立ちにくいことはよく知られています。欧米や中国をはじめ、外国では圧倒的に硬水が多いのですが、日本の天然水は軟水です。雨量が多いことに加え、山が急峻で水の流れが速いためです。

欧米や中国の大地はもっとなだらかですから、河川もゆっくり流れ下ります。そのため川の水や地下水が土や岩盤と接する時間が長く、さまざまな物質のイオンが溶け込みやすいのです。これに対し日本では、山地に雨が降ると、水が短時間で勢いよく流れ下ります。多くのイオンが溶け込む時間が短いため、軟水となるのです。また、河川水の方が地下水よりも硬度は低くなります。日本は水道水として河川水を使い、欧米は地下水を使うことが多いことも関係しています。

●天然のミネラルウォーターは要注意

土や岩盤と接する時間が短いということは、ボツリヌス菌、破傷風菌、大腸菌など、土壌に潜む菌類と接触する機会も少ないということですから、日本の川や湖沼の水、地下水、湧水などの天然水は、比較的、安全ということになります。しかし、無菌ではありません。

そこで懸念されるのは、「天然水だからヘルシー」と考えがちな最近の風潮です。湧水や井戸水を濾過しただけの水をボトリングした「天然水」や「ミネラルウォーター」が多数、販売されていますが、湧水にも井戸水にもさまざまな菌が含まれているのです。

もちろんミネラルウォーター類にも、食品衛生法で定められた水質基準があります。

一方で、水道水の基準は水道法で定められています。したがって「天然水」や「ミネラルウォーター」は加工食品と考えねばなりません。食品衛生法では「ミネラルウォーター」を「水のみを原料とする清涼飲料水」と規定しています。従来、「ミネラルウォーター」の水質基準は緩く、18項目の基準のみでした（水道水は50項目）。そのため、しばしば水質に関する問題が発生し、ついに基準は26項目に増やされました（２０１６年１月１日出荷分より全適用）。また採水地についても年２回の水質検査の実施が規定されています。

私はミネラルウォーター類を購入することはほとんどありません。１日２ℓくらいの水を飲みますが、すべて水道水の湯ざましです。ミネラルウォーター類は自己責任の食品であることを忘れたくはないものです。

●普通の水も飲み過ぎれば毒となる

ただし、殺菌消毒された安全な水も、飲み過ぎれば毒となります。「水中毒」で死ぬこともあるのです。

成人の場合、水の致死量は経口摂取で30ℓ。これだけの水を飲むと血液中のナトリウム濃度が低下して浸透圧が変わり（低ナトリウム血症）、心臓麻痺、神経障害、四肢の痙攣、脳浮腫などが起こって死亡します。点滴の場合は、生理食塩水の代わりに真水を直接、静脈注射すれば、５００mlでも死んでしまうでしょう。

30ℓというのはあくまでも机上の計算で、現実に30ℓの水を飲めるかどうかは別問題です。通常、人間が１日に飲む水の量は２ℓ程度。ボクサーが試合前に水分を絞り出して計量を終えた後、脱水状態で飲む量がだいたい３ℓと言われます。胃の容量が最大５ℓであることを考えても、一度に５ℓ以上飲むのは無理でしょう。

ところが、水中毒事故は実際に起こります。たとえば、精神科の患者が死亡した例があります。向精神病薬のなかには、喉が異常に乾くものがあるためです。

子どもが水やスポーツドリンクを飲み過ぎて中毒する事件も、ときどき起こっています。脱水症状を起こしたときはスポーツドリンクではなく経口補水液を飲むべきです。また、美容や健康のために水をたくさん飲む人もいますが、排泄が追いつかないほど飲んではいけません。

ミネラルも過剰摂取で毒になる

塩とにがり

塩はきわめて重要な調味料であり、にがりも日本人の食生活には縁の深い食品です。それぞれの主成分である塩化ナトリウムと塩化マグネシウムは、生物が生きていくうえで不可欠な栄養素でもあります。しかし、どちらも摂り過ぎると毒になります。

塩化ナトリウム
致死量ランキング
55位
4000 mg/kg

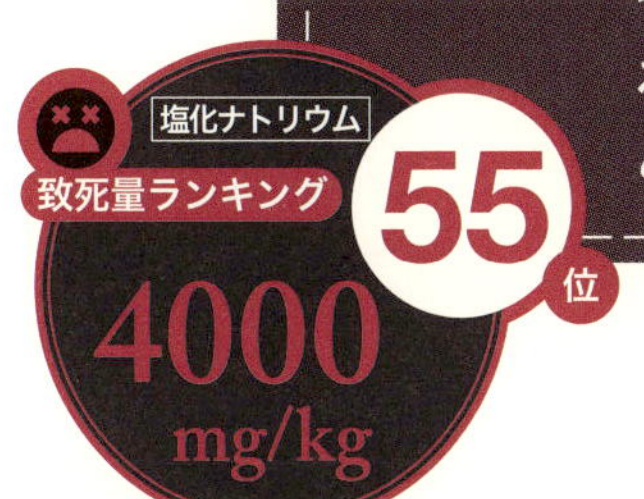

●塩の成分、ナトリウムが体内で果たす役割

塩の主成分である塩化ナトリウム（NaCl）は無色の結晶です。日本では古来、海水を煮詰めて製造してきました。しかし、世界的に見ると、塩田で海水を蒸発させたり（天日製塩）、岩塩を砕いてつくるところが多数派です。

塩化ナトリウムは塩素とナトリウムの化合物ですが、独特の「塩味」は塩素の味ではありません。ナトリウムイオンが舌にある「味蕾（みらい）」という味覚受容器の細胞のナトリウムチャネルを通過することによって感じます。なお、カリウム（減塩醤油などに使用）の苦みを伴った塩味の感じ方は現在のところよくわかっていません。

ナトリウムは、生物が生きていくうえで欠かせない必須ミネラルであり、細胞内の水分を一定に保つためにきわめて重要な電解質です。

人間の場合、体内のナトリウムイオンは細胞の外側の血液中に多く存在し、外側の浸透圧を一定

に保っています。一方、細胞の内側にあって浸透圧を調整しているのがカリウムイオンです。

心筋細胞や神経細胞が正常に活動するためには、細胞内の水分量が一定に保たれる必要がありますが、水分は必要に応じて細胞の内側と外側を行き来します。その移動を決めるのが浸透圧です。塩分、つまりナトリウム濃度が高いほど浸透圧は高くなり、水分は高い方に引き寄せられて移動するのです。

細胞レベルで起こるそうした現象は、全身の状態にも影響します。血液や体液中に存在するナトリウムイオンは、体内全体の水分量を調節するという、重要な役割を担っているのです。

●塩分を摂り過ぎるとなぜ血圧が上がるのか

ナトリウムは血管を形作る平滑筋を収縮させます。そのため塩分が多いと血管が細くなり、血圧が上がるのです。それに加え、血圧には腎臓の働きが大きく関係しています。腎臓は全身の水分量を調整する臓器です。

腎臓は、血液内のナトリウム濃度が上がると、それを薄めるため水分の体外排出を抑制して血液中の水分量を増やそうとします。逆に血液内のナトリウム濃度が低ければ、水分を排出してナトリウム濃度を高めようとします。

そうした調整が腎臓の能力の許容範囲内で行われているかぎり、問題はありません。しかし、許容範囲を超えると、腎臓をはじめとする諸臓器に無理が生じてきます。

まず、体内への塩分摂取量が著しく不足すると、腎臓は血液中のナトリウム濃度を保つために水分を減らそうとします。尿としてどんどん排出するのです。その結果、脱水症状が生じます。さらに水分が減ると、血液成分の濃度が増して、血液がどろどろな状態となります。血栓ができやすくなり、狭心症、心筋梗塞、脳梗塞などが起こる危険性が高まるのです。

ナトリウム不足は大量に発汗した際にも起こり

ます。汗をかけば、水分だけでなく塩分も体外に排出されます。にもかかわらず、水だけを補給すると、血液中のナトリウムイオンの濃度が低下してしまうのです。

夏場の労働や炎天下の運動などで大量に汗をかいたときは、水分だけでなく塩分も補給しなければなりません。毎年夏になると、熱中症が問題になります。高齢者で水を飲んでいたのに熱中症になってしまったというのは、血液中のナトリウム濃度が下がったために、水を飲んでも尿で出てしまい、最後はナトリウムも水も不足した状態になってしまったからです。

反対に、塩分摂取が多過ぎる場合はどうなるのでしょう。塩辛いものを食べた後、喉が渇いたという経験をお持ちの人は多いはず。腎臓がナトリウム濃度を下げようとして、水分を血液に送り込んでしまうためです。

もちろん、喉が渇く程度ですめば、たいした問題ではありません。しかし、血液中の水分が増え過ぎれば、血液の量が増して血圧が上がります。またナトリウムは血管を収縮させ、これを細くしてしまいます。塩分の摂り過ぎが高血圧や脳卒中の原因となるのはそのためです。

塩分の摂り過ぎは、腎臓にも大きな負担となります。ナトリウムを体外に排出するためには、腎臓で濾過する必要があるからです。一度に大量のナトリウムを摂取すると、腎臓に負担がかかり過ぎて濾過機能が衰え、腎臓疾患の原因ともなるのです。

さらに、塩分摂取量過剰の状態が続くと、心臓の鼓動に異常が生じ、心臓疾患が起こる恐れもあります。ナトリウムはカリウムとともに細胞間を移動しながら細胞に電気刺激を与え、筋肉の伸縮をコントロールしています。心臓の筋肉もその刺激によって動いているのです。

健康的と称賛される日本食ですが、唯一の泣き所は塩分です。日本は四方を海に囲まれているため、それが食文化にも反映されてきたのでしょう。

醤油にも、味噌にも、漬物にも塩分が多量に含まれるため、日本食を食べていると、どうしてもナトリウムの摂取量が増えてしまうのです。高血圧や心筋梗塞などの生活習慣病を予防するためにも、塩分摂取量には十分な注意が必要です。

●にがりが毒になる理由

海水に含まれる塩分の大部分は塩（塩化ナトリウム）ですが、塩を生成した後に残る液体がありそれが「にがり（苦汁）」です。その主要な成分が塩化マグネシウム$MgCl_2$です。

にがりは、日本人の食生活にきわめて縁の深い物質です。呼称のとおり苦い味がするため、そのままでは口にできませんが、豆乳を固めて豆腐をつくる際には凝固剤として、煮物料理をするときはあく取りに使われてきました。

ナトリウムと同様、マグネシウムも生体にとって不可欠なミネラルです。カルシウムとともに骨や歯を形成し、筋肉や神経の働きにも深く関わっています。しかし一方で、マグネシウムはカルシウムと性質が似ているため競合し、カルシウムの機能を上手に調整するのに役立っているのです。

かつて、妊婦が早産しそうなときはマグネシウムを注射しました。子宮の収縮を止めるためです。しかし、按配を間違うと子宮内の赤ちゃんの呼吸まで止めてしまう恐れがありました。

マグネシウムもカルシウムも、同じ必須ミネラルであるナトリウムやカリウムと調整しながら働くため、さじ加減がきわめて微妙で、難しいのです。

マグネシウムの場合は、欠乏すると虚血性心疾患などの原因となりますが、過剰に摂取すると高マグネシウム血症（電解質代謝異常）や腎不全を引き起こす恐れがあります。

にがりやマグネシウムを過剰に摂取すると、脳の働きの低下、筋力低下、不整脈、悪心、嘔吐などが起きます。特に腎機能が低下した人や高齢者には注意が必要です。

食物連鎖とは毒素の連鎖？

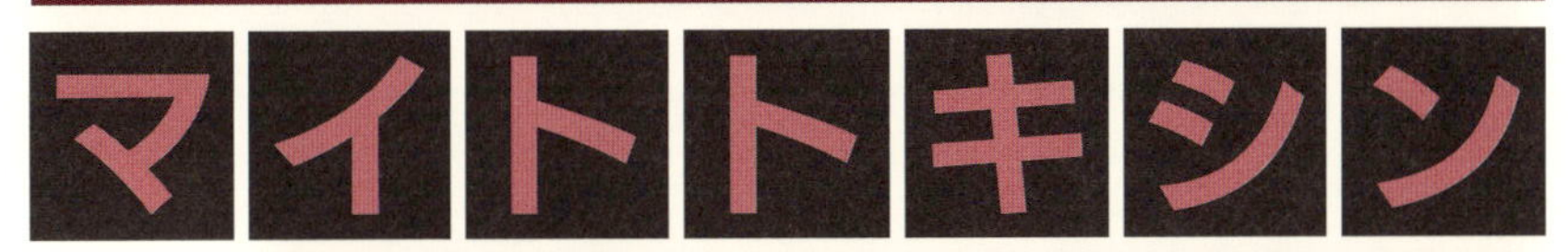

意外なことにフグ毒も貝毒も、フグや貝類の体内でつくられるわけではありません。魚介類がもつ有毒物質の多くは、微小なプランクトンが産生し、食物連鎖によって、上位の捕食生物に受け渡されていくのです。ピラミッドの最下層にいるのが、たとえば有毒渦鞭毛藻類です。

致死量ランキング 4位

0.00005 mg/kg

●食物連鎖を通して濃縮される有毒物質

自然界は弱肉強食の世界です。大きくて強い生物が、小さくて弱い生物を捕食する。そのくり返しから成るのが「食物連鎖」です。

食物連鎖には、下層が植物、その上位に草食動物、さらに上位に肉食動物という構造があり、全体がピラミッドを形づくっています。下層にはおびただしい生物がひしめきあい、上層に行くほど種数も個体数も減っていくのです。

海の場合、最下層に位置するのは、葉緑素をもち、光合成を行う植物プランクトン（微生物相を入れるものもあり）。酸素の第一次生産者としても、重要な役割を担っています。

食物連鎖は、時として人間生活に深刻な災いをもたらします。下層の生物が有毒物質を摂取しても、毒素がその生物の体内では作用せず、連鎖の段階を上がるごとに濃縮され、最上層に位置する人間が食べる頃に猛毒となっていることがあるか

海の食物連鎖のピラミッド

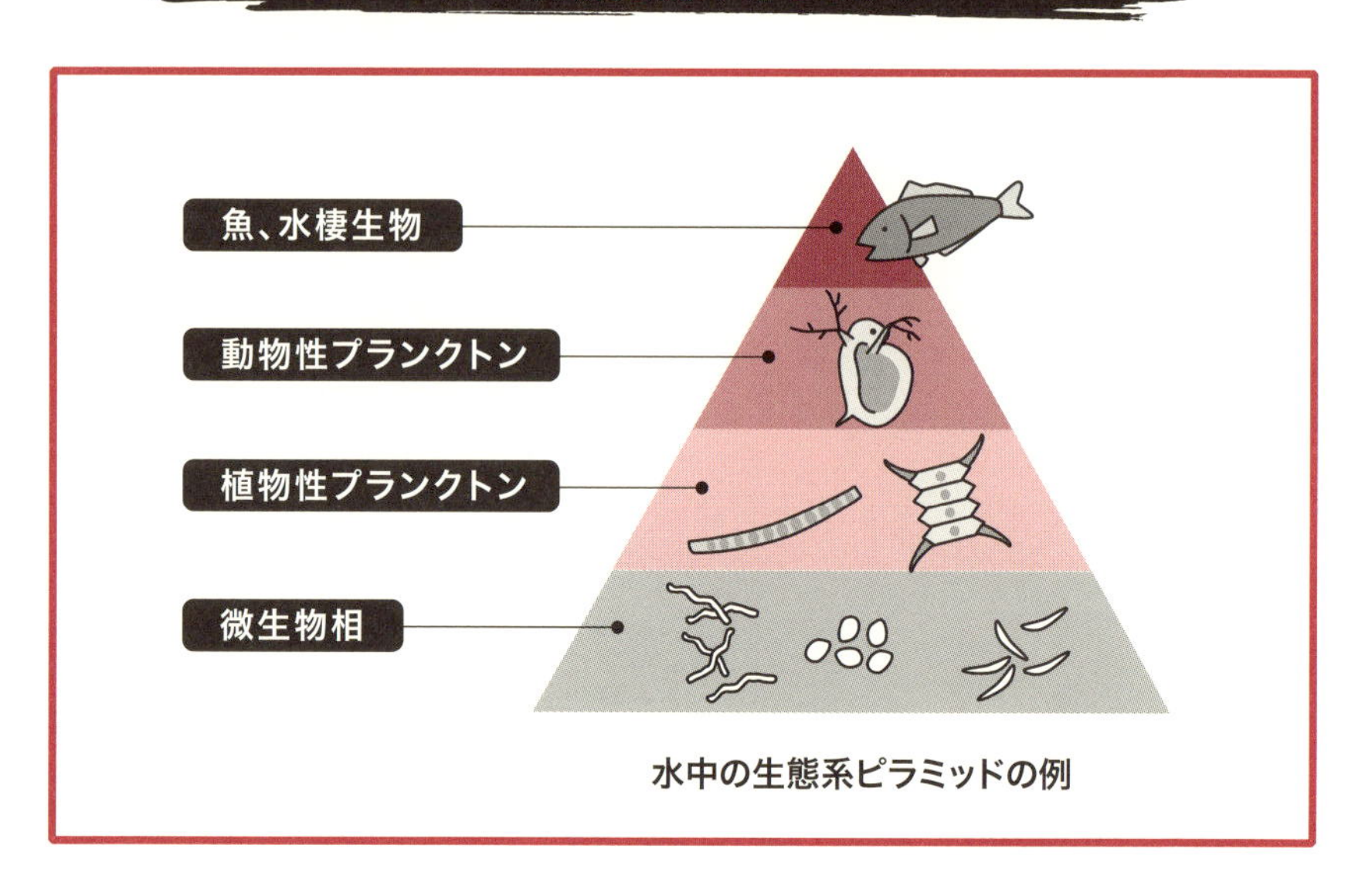

水中の生態系ピラミッドの例

らです。

たとえば、未曾有の公害病として知られる水俣病は、工場廃水に混入した水銀が海に流れ、汚染源となりました。水銀のうちでもとくに毒性の強いのが有機水銀です。有機水銀は工業的につくられることもありますが、自然界でもバクテリアや火山活動によって生じることがあります。

水俣病の場合は、廃水中の有機水銀によって、まずプランクトンが汚染されました。次に、プランクトンを食べた小魚の体内で濃縮され、その小魚を食べた魚類の体内でさらに濃縮され、最終的にネコや鳥類、そして人間に発症したのです。

同じことが自然毒でも起こります。たとえば、フグ毒として知られるテトロドトキシンや貝毒類も、第一生産者は、海に棲む有毒渦鞭毛藻類などの植物プランクトンです。食物連鎖のピラミッドの最下層にいる渦鞭毛藻類が自衛のために毒素を産生し、それをイソギンチャクが食べ、さらに大きな魚が捕食することで、フグや貝類の体内に毒が蓄積されるのです。

テトロドトキシンは以前述べたナトリウムチャネルに結合して、ナトリウムを通過できなくします。ところがフグは、このナトリウムチャネルの形が人間とは異なり、結合できないために毒性が現れないのです。

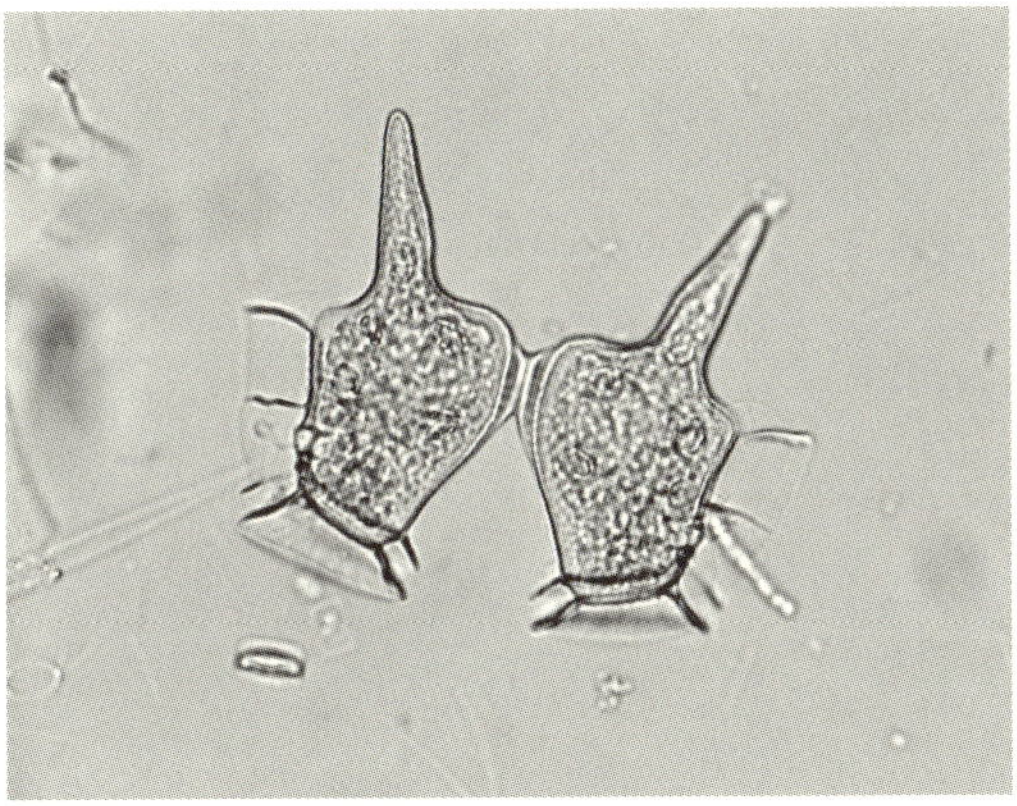

▶食物連鎖ピラミッドの最下層にいる渦鞭毛藻類（ディノフィシス）

●フグ毒より恐ろしい渦鞭毛藻の毒

渦鞭毛藻は、海や湖沼、河川に広く棲息する単細胞藻類の仲間、つまり植物プランクトンです。世界に130属2000種が存在するとも言われ、共通する特徴として2本の鞭毛をもっています。約半分の種が光合成を行い、残りの半分は他のプランクトンを捕食します。

有毒渦鞭毛藻が産出する毒素は、大きく4つのグループに分けられます。

第一は、摂取した魚介類に直接、作用する毒。

第二は、摂取した魚介類に対しては無毒でも、食物連鎖によって高次の捕食者に作用する麻痺性の貝毒。

第三は、同じく高次の捕食者に作用する下痢性の貝毒。

第四は、高次の捕食者に作用する神経性の貝毒やシガテラ毒です。

「シガテラ」とは、有毒渦鞭毛藻などのプランクトンの毒素に汚染された魚介類を食べることで起こる食中毒症状です。シガテラを引き起こす毒素の総称がシガテラ毒で、現在20種以上が確認されています。シガテラ毒を体内に保有する魚介類はウツボ、カマス、ブリなどを含め４００種以上にのぼるとされます。

渦鞭毛藻類がつくるシガテラ毒のなかでもとくに危険なのが、マイトトキシンとパリトキシンです。いずれもフグ毒のテトロドトキシンよりはるかに毒性が強いものです。

●筋肉の収縮を起こし、死亡することも

マイトトキシンは、１９６７年にドクウツボから見つかりました。組成式は$C_{164}H_{256}O_{68}S_2Na_2$、分子量３４２２。現在知られている分子の中で最大の生体分子です。

マイトトキシンが生体内に摂取されると、細胞膜のカルシウムチャネルに作用し、カルシウムイオンの透過性を上げます。細胞内のカルシウムイオンには細胞の筋肉を収縮させる機能があるため、細胞の筋肉が異常収縮を起こします。

パリトキシンは、ハワイに棲息するスナギンチャクから分離された毒素ですが、現在ではアオブダイの食中毒の原因物質として知られるようになりました。マイトトキシンと同じく巨大分子で、組成式は$C_{129}H_{223}N_3O_{54}$、分子量は２６８０です。

パリトキシンが体内に入ると、ナトリウムチャネルに作用して細胞膜のナトリウムイオンの透過性を高め、心筋などを過剰に収縮させます。その結果、摂取後、数時間で筋肉痛や麻痺、痙攣などが起こり、重症の場合は呼吸困難、不整脈、腎障害などが起きて死亡します。

２０１５年2月には宮崎県で、アオブダイの煮付けを食べた女性が中毒を起こして入院。翌日に死亡しました。

4章

肝臓・腎臓をはじめ主に臓器に作用する毒

4. おもに肝臓や腎臓などの臓器に作用する毒

このグループの毒素は、解毒器官に集中的に作用します。

人間の体内にある解毒器官といえば、肝臓と腎臓です。肝臓には胆汁の生成、糖やたんぱく質、脂質、ホルモン代謝、血液の貯蔵、尿酸の生成などさまざまな機能がありますが、有害物質の分解と排出もきわめて重要な役割です。腎臓が担う最大の役割も、血液を濾過して、老廃物や毒物を排出することです。

つまり、体内に摂取されて血液に溶け込んだ異物や毒素は、ごく一部は汗や呼気あるいは唾液から排泄されますが、大部分は肝臓と腎臓を介して体外に排出されます。分子の大きい物質は、肝臓で硫酸やグルクロン酸などの親水性分子を付加されることよって抱合体（ほうごうたい）という代謝物に変わり、胆汁と一緒に便として排泄されます。一方、分子の小さい物質は、腎臓で濾過され、水とともに尿として排泄されていきます。

しかし、摂取した毒素の量が肝臓や腎臓の処理能力を超えたときはどうなるでしょうか……。肝臓も腎臓もフル稼働でがんばろうとしますが、過労状態となり、ひどく疲弊し、消耗します。そして、最終的に処理し切れなかった毒素はそのまま肝臓や腎臓に蓄積し、壊死を引き起こしたり、結石をつくったりするのです。

病原性大腸菌O157が産生する猛毒

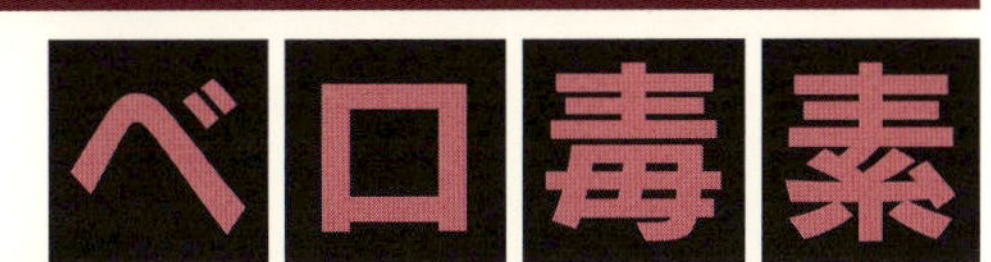

大腸菌や赤痢菌がつくる毒素の一種です。O157は感染力が強く、ひどい下痢を起こします。尿毒症や急性脳症を起こす恐れもあります。

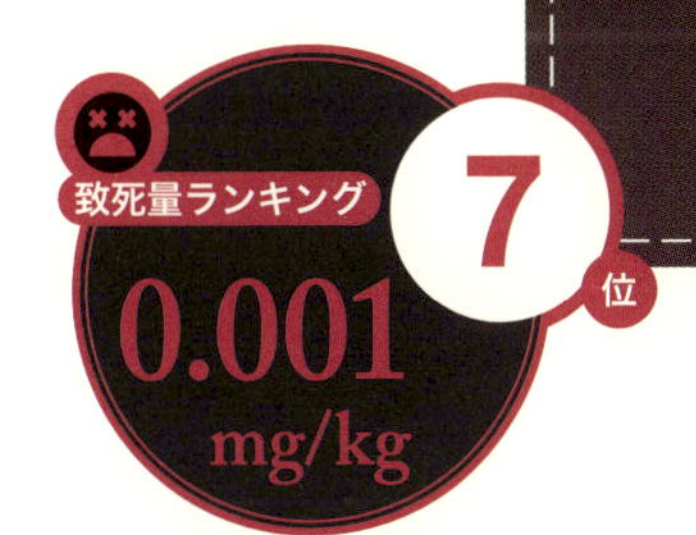

●大腸菌がつくるタンパク質の毒素

2章のボツリヌス菌の項でも説明しましたが、微生物がつくる毒素には外毒素と内毒素とがあります。「外毒素」は菌体の外に分泌されるもので、アミノ酸から成るタンパク質の毒。一方の「内毒素」は菌体内に留まり、糖脂質とタンパク質が複合した毒です。毒性が強いのは外毒素のほうで、ボツリヌス菌、破傷風菌、コレラ菌などの毒が含まれます。ここで紹介するベロ毒素も外毒素、つまり毒性タンパク質の一つです。

ベロ毒素（ベロトキシン）を産生するのは大腸菌の仲間です。大腸菌は哺乳類や鳥類の腸などに棲息する嫌気性の菌。多くの種類があり、動物の種ごとに異なる大腸菌が存在します。

ほとんどの大腸菌は無害ですが、下痢や腹痛を起こすものもあります。なかでも毒性の強いものを総称して「病原性大腸菌」と呼びます。病原性大腸菌には大きく4つのグループがあり、ベロ毒

病原性大腸菌の種類

腸管病原性大腸菌 **（病原血清型大腸菌）**	小腸に感染して急性胃腸炎を起こす
腸管侵入性大腸菌 **（組織侵入型大腸菌）**	大腸に感染して赤痢に似た症状を起こす
腸管毒素原性大腸菌 **（毒素原性大腸菌）**	小腸に感染して下痢を起こす
腸管出血性大腸菌 **（ベロ毒素産生性大腸菌）**	腹痛、下痢、血便を起こし、ベロ毒素産生により溶血性尿毒症症候群や脳症を起こす

素を産出するのは「腸管出血性大腸菌」のグループです（上図参照）。

このグループの大腸菌は感染力が強く、とても危険です。「ベロ毒素」という名前は、実験などに使われる動物培養細胞であるベロ細胞（アフリカミドリザルの腎臓上皮由来の細胞・千葉大学安村博士）を、わずかな量で殺してしまうことからつけられました。

●ベロ毒素が障害を起こすしくみ

腸管出血性大腸菌が産生するベロ毒素には1型と2型があります。構造はよく似ていますが、性質は少し異なり、毒性が強いのは2型のほうです。

ベロ毒素の1型は、志賀赤痢菌がつくる志賀毒素（シガトキシン）と同じものであることが判明しています。「志賀赤痢菌」とは、1897年に伝染病研究所の志賀潔博士が発見した赤痢菌のことです。もともと大腸菌と赤痢菌は近い関係にあり、遺伝子レベルでは同種と考えられますが、赤痢菌のほうが深刻な疾患を引き起こすことが多いため、医学的には別種として扱われています。2型は免疫学的、物理学的に少し異なります。

ベロ毒素は、毒素をもつAサブユニット（A鎖）1個と、Aサブユニットを宿主の細胞に結合させるBサブユニット（B鎖）5個から成ります。Bサブユニットによって宿主の細胞に結合すると、Aサブユニットが細胞内に送り込まれます。そして、タンパク質の合成を阻害し、細胞を死滅させ、さまざまな組織を傷害するのです。

ベロ毒素が腸管上皮細胞に感染すると、出血性の下痢が起こります。さらに、毒素の一部は血液に混じって全身にもたらされます。腎臓に作用すれば尿毒症を起こし、脳に作用すれば急性脳症を起こす恐れがあります。

ベロ毒素のさらに恐ろしいところは、ベロ毒素の遺伝子が「ファージ」と呼ばれる細菌性ウィルスの遺伝子内にあることです（細菌の細胞に感染するウイルス）。ベロ毒素の遺伝子をもつファージが他の無害な大腸菌に感染すると、その大腸菌までがベロ毒素をつくる菌に変わってしまうのです。まるで吸血鬼に噛まれた人間が次々に吸血鬼に変貌していくようなものです。

●春先から晩秋まで感染しやすいO157

ベロ毒素をつくる大腸菌として誰もが知っているものといえばO157でしょう。大腸菌は表面にリポ多糖由来のO抗原と鞭毛由来のH抗原をもっており、その違いに基づいて分類されています。O抗原は約180種類あり、「O157」はそのうち「157番目に発見された抗原をもつ菌」という意味です。さらに細かく分類するときにはH抗原の番号も付けて「O157：H5」などと表します。

O157関連では、日本でもたびたび深刻な中毒事故が発生してきました。記憶に新しいところでは、2011年4月に北陸地方の焼肉チェーン店で中毒事件が起こり、24人が感染して5人が死亡。２０１２年8月には、北海道で白菜漬けが原因の大規模中毒が起こり、１６９人が発症し８人が死亡しています。

Ｏ１５７は本来、ウシやヒツジ、ブタなどの大腸に棲息する大腸菌です。したがって、多くの場合は、家畜の糞便で汚染された水や食物が人間の口に入ることで感染します。

通常の菌は気温が高いほど増殖しやすいため、中毒事故も初夏から秋にかけて起こりがちですが、Ｏ１５７は感染力が強いため、春先や晩秋にも発生します。

感染すると、約半数が1週間前後で激しい腹痛と水っぽい下痢に襲われ、まもなく便に血液が混じります。

特効薬はないため、治療は対症療法となります。とにかく毒素を体外に排出することが重要です。したがって、下痢止めや吐き気止めなどの薬を飲ませてはいけません。ただし、下痢や嘔吐により脱水症状を起こしやすいので、生理食塩水を輸液します。

成人の場合は、症状が出なかったり、軽い下痢ですむこともあります。ただし、腎臓の赤血球が破壊される溶結性尿毒症症候群や毒物が血液と一緒に脳に達し、脳の機能が低下する脳症などの合併症を起こすと危険です。感染者の6〜7％が合併症にかかるとされ、下痢が始まってから2週間以内に発症します。逆に言えば、下痢が治まって1週間たっても症状が出なければ、合併症の恐れはないと考えてよいでしょう。

Ｏ１５７は肉類や魚介類だけでなく、野菜を汚染していることもあります。外食や加工食品に頼ることの多い現在の食生活では、ベロ毒素感染を完全に避けるのは難しいでしょう。ですが、少なくとも自分で調理するときは気をつけたいものです。

大腸菌は75℃で1分間以上加熱すれば死滅しますから、食材に十分、火を通すことがいちばん安全な方法です。

事件のたびに登場するが、それ自体は無害

ヒ素化合物

ナポレオン毒殺説や中国皇帝毒殺説にも登場する猛毒ですが、意外にもヒ素単体は無毒。毒素をもつのは、亜ヒ酸などのヒ素化合物です。60年前には、粉ミルクにヒ素が混入する大事件も起こりました。現在でも、自然環境に溶けだしたヒ素による農産物や水産物の汚染が懸念されています。

致死量ランキング 24位

10 mg/kg

●古くから殺人事件にも使われた猛毒

ヒ素は遠くギリシャ時代から猛毒として知られ、暗殺にも使われてきました。日本で最初の保険金殺人事件に使われた毒物もヒ素と言われています。１９４９年（昭和二十四年）、新潟県新発田市で40代の夫が30代の妻に50万円の生命保険をかけ、ヒ素を飲ませたのです。６日後に夫も自殺しました。

最近では、和歌山カレー事件が記憶に新しいところでしょう。１９９８年（平成十年）７月25日、和歌山市内の自治会の夏祭りで供されたカレーを食べた67人が腹痛や吐き気を訴えて病院に運ばれ、うち４人が死亡した事件です。

最初は食中毒が疑われ、続いて青酸中毒が考えられましたが、最終的に警察庁の附属機関である科学警察研究所（千葉県柏市）の調査によってヒ素化合物の亜ヒ酸中毒と判明。カレーに亜ヒ酸を混入させたとして、近くに住む30代（当時）の主

婦が逮捕されました。

唯一の物証は、現場に捨てられていた紙コップに付着したヒ素。そのヒ素と、主婦の自宅から発見されたヒ素、主婦の頭髪から検出されたヒ素、これらのヒ素に含まれる不純物の組成が同一と鑑定されたのです。

鑑定は、兵庫県の播磨科学公園都市にある大型放射光施設「SPring-8」や、茨城県つくば市の高エネルギー加速器研究機構の「フォトン・ファクトリー」などの世界最高水準の研究施設で行われました。

しかし、この鑑定結果に対しては、疑念の声もあります。というのも、工業用の薬物は化学工場で大量生産されています。同じ工場で同じときに製造されたヒ素なら、不純物の組成も同じはず。つまり、問題のヒ素は他にいくらでも存在するというのです。

主婦は1、2審とも死刑判決を受け、上告も棄却されたことで死刑が確定しましたが、弁護側は再審を請求。問題のヒ素鑑定のデータを別の専門家が分析した結果、同一ではないことが判明したと主張しています。

●ヒ素は自然界に広く存在する

ヒ素（As）は窒素族の元素の一つであり、純粋なヒ素は金属と非金属の中間的性質（半導体性、脆弱など）をもつ「半金属（メタロイド）」です。自然界にも広く存在し、地殻における濃度は1・5ppm、海水中では1ℓあたり2μg程度です。硫砒鉄鉱（りゅうひてっこう）、鶏冠石（けいかんせき）などの鉱物、化石燃料、地中のマグマ、火山近くの湖沼の水、浅い海の生物や海藻などにも含まれています。

単体のヒ素は無味無臭ですが、色は灰色、黒色、黄色の3種類の同素体（原子の配列や結合様式＝並び方が異なるもの。簡単には原子の並び方が異なる）があります。灰色ヒ素がもっとも一般的で「金属ヒ素」とも呼ばれます。

意外なようですが、それら単体のヒ素に毒性は

亜ヒ酸、三酸化二ヒ素の構造式

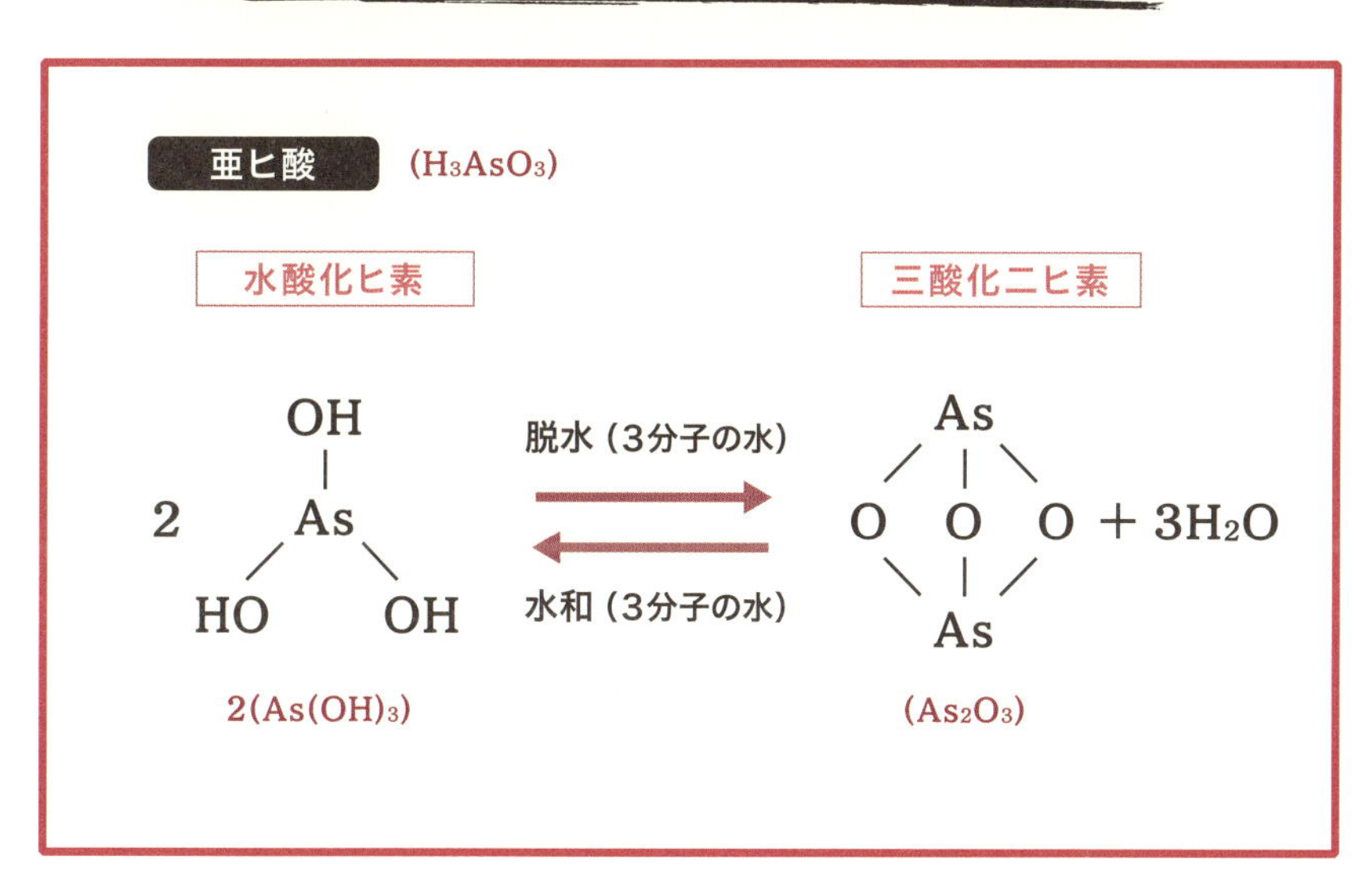

ありません。毒性をもつのは、亜ヒ酸（H_3AsO_3）などです。亜ヒ酸は三酸化二ヒ素（As_2O_3）の水溶液から生成するため、三酸化二ヒ素を俗称で「亜ヒ酸」と呼ぶこともあります（これは、これらの毒性が単体のヒ素と異なり、イオンになり身体に馴染み、細胞に取り込まれるからです）。

和歌山カレー事件で用いられたのも亜ヒ酸でした。

亜ヒ酸は除草剤や殺虫剤、殺鼠剤として使われてきました。なかでも、石見銀山、銀鉱副産物の砒石からつくられた殺鼠剤は「猫いらず」と呼ばれ、「石見銀山」自体が毒の代名詞として使われることもありました。

亜ヒ酸も無味無臭で、温水によく溶けます。一度に大量に摂取すると、胃の激痛や嘔吐、ひどい下痢が起きます。喉が焼けつくように痛み、チアノーゼ（血液中の酸素が欠乏して皮膚が紫色になる現象）を起こし、痙攣して、死に至ります。

一方、ヒ素を長い間、少しずつ摂取すると、胃腸障害、腎臓障害、肝臓障害のほか、全身の筋肉の萎縮、色素沈着、白班、皮膚の硬化、倦怠感、不眠などをはじめ、深刻な障害が生じます。ガンが発生したり知的障害や脳波異常、精神疾患などの後遺症が残ることもあります。また、急性中毒でも数年後、数十年後に慢性中毒の症状が出ることがあると言われます。

歴史的には、フランス皇帝ナポレオンや清の光緒帝がそうした症状を呈しながら死亡したため、ヒ素を盛られて毒殺されたのではないかという説も語られています。

●いまも食品で中毒する危険性はある

1955年（昭和三十年）、森永乳業徳島工場で製造された粉ミルクを飲んだ乳幼児1万3000人以上がヒ素中毒にかかり、うち130人以上が死亡するといういたましい事件が起こりました。いわゆる「森永ヒ素ミルク中毒事件」です。

原因は、乳製品の凝固を防ぐために添加された第二リン酸ソーダの製造過程で多量の亜ヒ酸（ヒ素）が混入したことでした。

ヒ素ミルク事件は、日本で食品添加物の安全性が問題となった最初の出来事となりました。事件発覚後60年を経た現在もなお、700人以上の被害者が深刻な後遺症に苦しんでいると言われます。

しかし、今でも日常の食事などを通してヒ素中毒にかかる危険性はあります。

2003年（平成十五年）には、茨城県神栖町（かみす）（現在は市）内の井戸水から高濃度のヒ素化合物が検出され、井戸水を飲んだ住民に健康被害が出ました。原因は旧日本軍が不法投棄した化学兵器の廃棄物と考えられています。

この事故の場合、ヒ素を廃棄したのは旧日本軍ですが、ヒ素は現在でも工業的に多用され、医薬品、農薬、防腐剤、半導体などの製造に使われています。それらの廃棄物が投棄や処理の過程で環境に放出される危険性はあるのです。

食品中に含まれるヒ素

品　目	調査物質	分析点数	最小値 (mg/kg)	最大値 (mg/kg)	平均値 (mg/kg)
玄米	総ヒ素	600	0.03	0.8	0.23
大豆		300	<0.01	0.04	0.008
ばれいしょ	総ヒ素	100	–	–	0.004
かんしょ	総ヒ素	100	<0.01	0.01	0.004
キャベツ	総ヒ素	100	–	–	0.003
ねぎ	総ヒ素	100	<0.01	0.02	0.005
なす	総ヒ素	100	<0.01	0.01	0.006
しいたけ	総ヒ素	100	<0.01	0.14	0.02
いちご	総ヒ素	100	<0.01	0.01	0.005
りんご	総ヒ素	99	<0.01	0.03	0.004
もも	総ヒ素	100	<0.01	0.01	0.004
ひじき（乾物）	総ヒ素	299	28	160	93
こんぶ（乾物）	総ヒ素	200	25	110	53
わかめ（乾物）	総ヒ素	100	15	52	33
のり（乾物）	総ヒ素	100	13	51	25

＊最小値
複数の試料の分析結果のうち、濃度が最も低かった値です。分析した試料の全てが定量限界未満であった場合は記載していません。

＊最大値
複数の試料の分析結果のうち、濃度が最も高かった値です。分析した試料の全てが定量限界未満であった場合は記載していません。

＊平均値
複数の試料の分析結果の算術平均です。定量限界未満の試料の割合により、以下のとおり平均値を算出しています。

定量限界未満の試料の割合が60％以下の品目
定量限界未満だった試料の濃度を定量限界の1/2として算出

定量限界未満の試料の割合が60％を超える品目
検出限界未満だった試料の濃度を検出限界とし、検出限界以上かつ定量限界未満だった試料の濃度を定量限界として算出

出典）農林水産省資料より抜粋

土壌や水に混入したヒ素は、農畜産物や水産物に蓄積されるので、人間が毎日、口にするさまざまな食品にも、微量ですが混じっていることになります。とくにコメやヒジキに含まれる場合もあると言われます（上表参照）。

実際、海外では、高濃度で汚染された地下水や川の水を飲料水として使用している地域があり、健康被害が起きています。今なお注意を要する身近な毒なのです。

「医者いらず」でも大量摂取は危険なアロエ

アロイン

古代オリエント時代から薬草として使われてきたアロエ。日本でも「医者いらず」の万能薬として親しまれてきました。しかし、妊婦や幼児が口にするとたいへん危険です。かつては堕胎薬としても使われたことも。

致死量ランキング 40位

200 mg/kg

●古くは生薬として、最近は美肌効果も

縁にトゲトゲのある、剣のようなぶ厚い葉。熱帯植物で乾燥にも強いため、サボテンの仲間と思っている人もいるようですが、「アロエ」はユリ科アロエ属の多肉植物の総称です。アフリカ原産で、世界中に３００種以上あると言われますが、薬効が認められているのはキダチアロエとアロエベラです。

日本では「医者いらず」などと言われ、古くからキダチアロエの葉の汁液が生薬として用いられてきました。一般家庭でも観賞用を兼ねて栽培されています。おなかの調子が悪い日や二日酔いの朝、便秘が続くとき、火傷をしたときなど、葉の皮を剥いてゼリー質の葉肉を食べたり、傷口に貼ったりするのです。食用としてヨーグルトやフルーツソースに使われているのは、アメリカで広く栽培されているアロエベラです。

最近では、抗炎症作用や美肌効果があるとも言

われ、アロエのエキスやジュースを飲む人も増えてきました。アロエ入りの化粧水、アロエ入りの入浴剤なども販売されて、その用途はますます広がりつつあります。

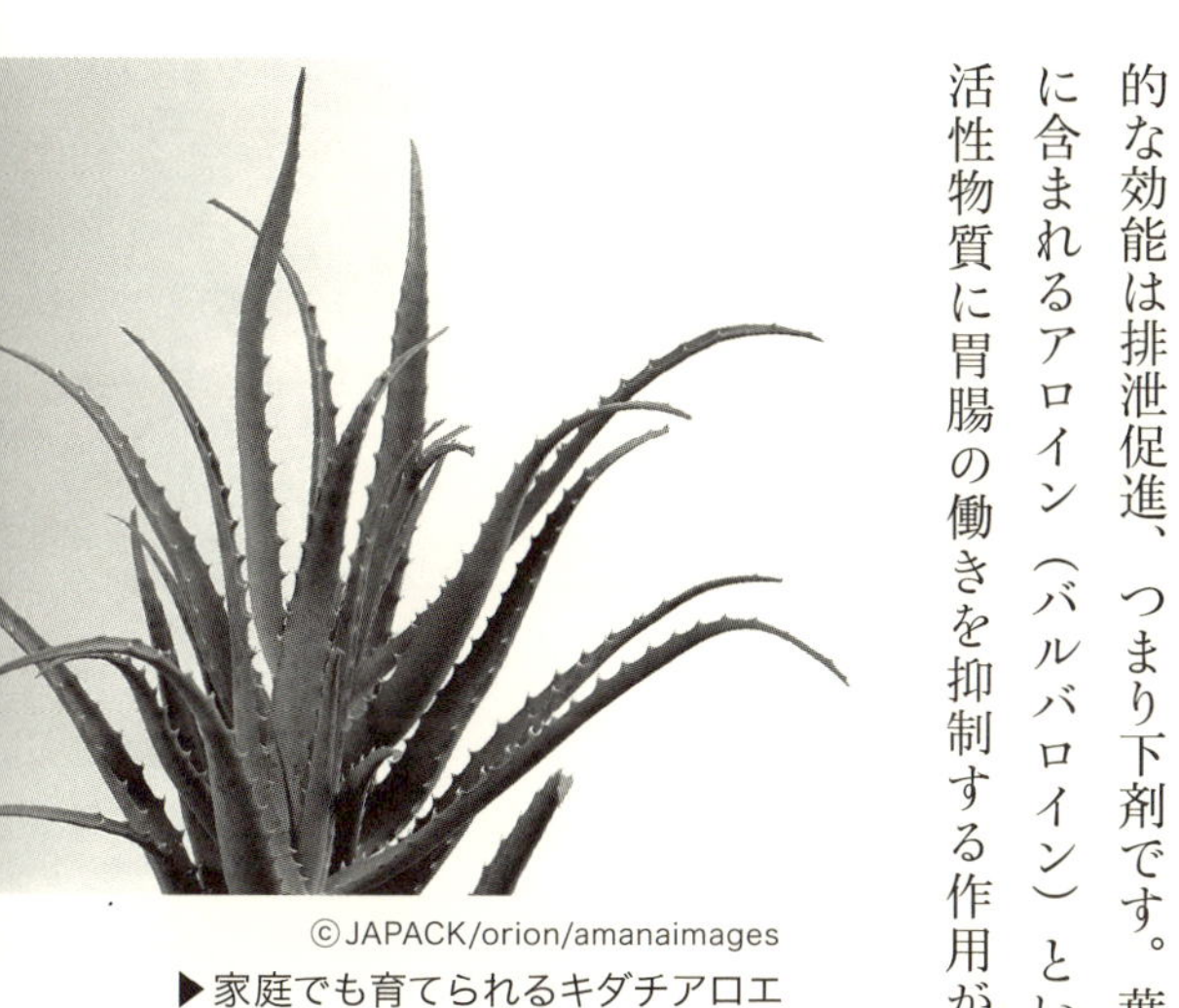

▶家庭でも育てられるキダチアロエ

●胃腸の働きを抑制し下痢を起こす

アロエには健胃効果があるとされますが、基本的な効能は排泄促進、つまり下剤です。葉の汁液に含まれるアロイン（バルバロイン）という生理活性物質に胃腸の働きを抑制する作用があるため、摂取すると胃の内容物を消化できず、嘔吐や下痢をするのです。

体重50kgの成人の場合で、下痢を起こす摂取量は30mgくらいです。市販のアロエヨーグルトなどに含まれる量ははるかに少ないので、一度に何百個も食べなければ下痢に襲われる心配はないでしょう。

ただし、赤ちゃんや幼児が口にするのは危険です。消化管が働かなくなるため、水分がどんどん排泄され、脱水症状を起こします。大人なら自分で体調の異変を感じて水分を補給できますが、赤ちゃんや小さな子供にはそれができず、死んでしまうことがあるのです。ヨーロッパなどでは、乳幼児には絶対にアロエを食べさせません。

妊娠中の女性も要注意です。アロインには骨盤内に充血をもたらし、子宮を収縮させる作用があるため、大量に摂取すると早産や流産の危険があります。かつては堕胎薬として使われることもありました。

意外と知らないビタミンの中毒症状

ビタミンA過剰摂取

致死量ランキング 52位

1500 mg/kg

ビタミン類が不足すると深刻な欠乏症に陥ることは周知のとおりですが、かといって過剰摂取も身体に毒。とくにビタミンAの過剰摂取は深刻な内臓障害を引き起こす恐れがあります。

●「過剰摂取しても問題ない」はウソ

「ビタミン」とは、生物の健康や生育に不可欠な微量栄養素のこと。生物が食物から摂取するすべての栄養分から、炭水化物、タンパク質、脂質の三大栄養素を除いた成分のうち、有機化合物の総称です。最初に発見されたのは、1910年に鈴木梅太郎博士が米糠(ぬか)から抽出したビタミンB1でした。

ある物質がビタミンか否かは、生物によって異なります。たとえばビタミンCは、人間にとっては重要ですが、多くの動物には必要ありません。現在、ヒトのビタミンとして認められているのは、水溶性ビタミンがビタミンB群(B1など8種類)、それにCの9種類、脂溶性ビタミンがビタミンA、D、E、Kの4種類です。

ヒトの場合にはほとんどのビタミン類は生体内で合成できないため、外部から取り込まなければなりません。摂取が不足すると、さまざまな欠乏症が起こります。1700年代にイギリスをはじめ各国でビタミンの研究が始まったのも、ビタミン不足による壊血病（かいけつびょう）や脚気（かっけ）が軍隊や船団で流行したためでした。壊血病はビタミンCの欠乏症で、出血、発育不全、貧血などの症状があります。

現在では、ビタミンA不足が原因となる夜盲症や視力低下、B_1が欠乏した場合に起こる脚気、B_2不足による口内炎や口唇炎、Dの欠乏が原因のくる病などが、ビタミン欠乏症としてよく知られています。

一方で案外、知られていないのがビタミン過剰症、つまりビタミン類の摂り過ぎが引き起こす中毒症状です。「ビタミンは摂り過ぎることはない」とか「過剰に摂取してもそのまま排泄されるから大丈夫」と考えている人がいますが、そんなことはありません。水溶性のビタミンCなどは過剰分が尿とともに排出されますが、その過程で腎臓などに負担をかけ、尿路結石や腎不全を引き起こす恐れがあるのです。

●ビタミンAよりもβカロテンを摂取

脂溶性ビタミンでは、排泄に時間がかかるため過剰分が肝臓に蓄積しやすく、さらに危険です。

ビタミンAは、目の健康維持、新陳代謝の促進、老化防止、風邪の予防、動脈硬化やガンの予防など、さまざまな効果があるとされますから、サプリメント等で積極的に摂取する人も多いでしょう。なかには、服用量が2錠と制限されているのに、「今日は疲れたから」といって5錠も6錠も飲む人がいるのです。

そんなときは、頭痛やめまい、吐き気、筋肉痛など、軽い急性ビタミンA中毒の症状が現れる恐れがあります。さらに重症になると肝機能が侵され、最悪の場合、劇症肝炎を発症する恐れがあります。

ビタミンAの適正摂取量は、成人の場合で1日に600〜800μgRE（ビタミンAとしての効力を示すレチノール当量：コラム参照）。上限は

ビタミンの平均摂取量・推奨摂取量

種類	成人男性		成人女性	
	推奨量（目安量）	耐容上限量	推奨量（目安量）	耐容上限量
ビタミンA（μg RAE/日）	850	2700	700	2700
ビタミンD（μg/日）	5.5	100	5.5	100
ビタミンE（mg/日）	6.5	850	6.0	700
ビタミンK（μg/日）	150	—	150	—
ビタミンB1（mg/日）	1.2	1.4	0.9	1.1
ビタミンB2（mg/日）	1.3	1.6	1.0	1.2
ナイアシン（mgNE/日）	15	350	12	250
ビタミンB6（mg/日）	1.4	55	1.2	45
ビタミンB12（μg/日）	2.4	—	2.4	—
葉酸（μg/日）	240	1000	240	1000
パンテトン酸（mg/日）	5	—	4	—
ビオチン（μg/日）	50	—	50	—
ビタミンC（mg/日）	100	—	100	—

日本人の食事摂取基準（2015年版） 40～50歳程度を基準に記載

3000μgREとされています。

日本人にはB型肝炎やC型肝炎のウィルス保持者が多く、肝炎や肝硬変、肝細胞ガンを発症しやすいと言われます。1日あたりの摂取量が多くなくても、摂取期間が長ければ影響を受けることがありますし、高齢者や常習的に飲酒をする人はとくに影響されやすいというデータもあります。

そうした危険を避けるために、「ビタミンA」のサプリメントをβカロテンの形で摂るのが主流となっています。βカロテンはビタミンAの前駆体（原材料）です。

βカロテンが人間の体内に入ると、必要な分だけビタミンAに変わり、不要分はそのまま排泄されます。つまりβカロテンには、ビタミンAの量を体内で調整してくれる働きがあるのです。

ただし、βカロテンはビタミンAより高価なため、外国製の安価なサプリメントでは、いまでもビタミンAをそのまま使っているものがあるので要注意です。

COLUMN

ビタミン類の単位

ビタミン類の単位としては、サプリメント一般に使われるmgやμgに加えてＩＵが使われるため、ひじょうにわかりにくくなっています。基本的な基準は以下のとおりです。

重さを示す単位は、通常と同じｇ、mg、μgです。

μg・mcg（マイクログラム）　1000μg＝１mg

mg（mg）　1000mg＝１g

したがって、１ｇ＝1000mg＝1,000,000μgとなります。

ＩＵ（International Unit アイユー）は栄養素の効力を示す単位です。栄養素により、また国やメーカーなどにより換算式が異なりますが、以下の数値が基準となることが多いようです。

ビタミンA　１ＩＵ＝0.33μg

ビタミンD　１ＩＵ＝0.025μg

βカロテン　１ＩＵ＝0.6μg

天然ビタミンＥ　1.51ＩＵ＝１mg

合成ビタミンＥ　1.01ＩＵ＝１mg

なお、ビタミンＡの単位につけ加えられることの多いRE（レチノール当量：Retinol Equivallen）は、体内に摂取した後にビタミンＡとして働く有効活性量です。血液中のビタミンＡはほとんどがレチノールとして存在するため、レチノール当量で示されます。

歯と骨の原料も過ぎれば結石の基になる

カルシウム

カルシウムは生物の骨や歯を形成する重要な元素ですが、ビタミンと同じく過剰摂取は危険。体内でリン酸やシュウ酸と結合すれば、腎結石や尿管結石の原因となります。塩素と結びついた塩化カルシウムは猛毒です。

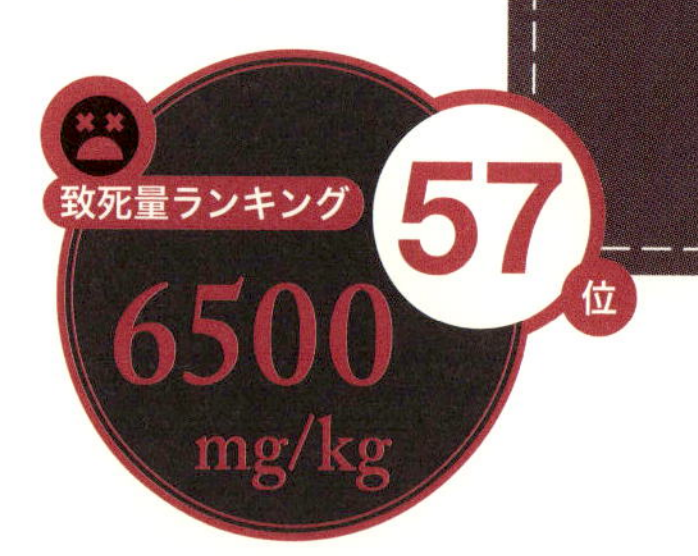

●食品から飼料までなくてはならない物質

カルシウム（Ca）は原子番号20番の元素です。単体は銀白色の非金属で光沢があります。活性が低いため、肌に直接、触れても危険はありません。自然界では地殻の3・6％を占める元素なので、さまざまな形の化合物として豊富に存在します。

たとえば、酸素と結合した物質が酸化カルシウム（石灰・生石灰 CaO）。この石灰から成る石灰岩や大理石は、古代エジプトや古代ギリシャの時代から神殿などの建材として使われてきました。

一方、カルシウムが水に溶けると水素を発生し、水酸化カルシウム（消石灰　$Ca(OH)_2$）となります。この水酸化カルシウムからつくったセメントも、古代中国や古代ギリシャで使われていました。

何千年も前から、カルシウムは建築資材や工業用の薬剤の原料として幅広く利用されてきたのです。そして今では、食品や日用品、肥料や飼料などにも用途を広げ、日常生活になくてはならない便利な物質となっています。

しかし、一般の方々が思い浮かべる「カルシウム」のイメージはちょっと違うでしょう。「身体にいいミネラル」と考える人が多いのではないでしょうか。

ちょっと年配の方なら「イライラを鎮めてくれる」とか「精神安定剤のようなもの」と認識しているかもしれません。なかには「カルシウムならいくら摂っても身体に悪いことはない」と言う人もいます。余分なカルシウムは尿とともに排泄されると考えられているからでしょう。

●量が過ぎれば結石を生む要因に

カルシウムが「いくら摂っても安全」などと信じられるようになったのは、それなりの根拠があります。

カルシウムは、生体にとって必要不可欠な元素です。人間の体内には骨や歯の成分として存在し、体重の2％を占めます。体重50kgだと約1kgです。カルシウムが不足すると、筋肉の痙攣、骨軟化症、低カルシウム血症、骨粗鬆症などが発症しやす

カルシウム含有量の多い食品

食 品	カルシウム (mg/100g)
塩豆	1300
ごま、いり	1200
油揚げ	300
凍り豆腐	660
切り干し大根	540
モロヘイヤ	280
かんぴょう、乾	250
パセリ	290
小松菜	170
牛乳	110
ヨーグルト	120
アイスクリーム	140
プロセスチーズ	630
めざし	320
あゆ、天然	270
煮干	2200
わかさぎ	450

資料）厚生労働省「五訂増補日本食品標準成分表」より作成

くなります。そのため、厚生労働省は男性なら1日に700～800mg、女性なら650mgの摂取を推奨しています。

しかし、たくさん摂取すればするほど健康でいられるわけではありません。カルシウムを摂り過ぎると、体内の細胞が異常に緊張して収縮することがわかっています。厚生労働省も上限値を1日2500mgとしています。そうした事態を避けるため、私たちの身体は、体内のカルシウムの量が一定以上に増えると、尿とともに体外に排出しようとします。「過剰なカルシウムは排出される」というのは、たしかに事実です。

しかし、余分な成分を体外に排出するためには、腎臓を経由しなければなりません。つまり体内に摂り込まれたカルシウムの量が多過ぎる場合には、大量のカルシウムが腎臓に送り込まれることになるのです。

それが腎臓に処理できる量を超えたらどうなるでしょう。腎臓に廻ってきた血液に含まれるリン酸やシュウ酸と結合して、リン酸カルシウムやシュウ酸カルシウムとなり、腎臓結石の核が生じることがあるのです。

どんなに小さな結石でも、生体にとっては異物ですから、破壊しようとしてマクロファージ（異物を貪食する細胞）が集まってきます。さらにタンパク質も集積し、結石はどんどん大きくなります。そして、尿管にまで流れ出していきます。

尿管結石の激痛についてはお聞きになったことがあるでしょう。しかし実際には、痛みを感じられれば幸運なのです。腎臓に石ができた時点では無痛ですから、何の痛みも感じないまま結石が大きくなり、気づいたときには手遅れになるケースもあるからです。

カルシウムそれ自体は、たしかに健康を維持するために必要な元素であり、適正量、摂取する以上は問題ありません。しかし、「いくら摂っても安全」などと考えて、指定された量の2倍も3倍も摂取してはいけません。

●子どもの身近にもある化合物に要注意

カルシウムには数多くの化合物がありますが、なかには要注意物質もあります。

代表的なものとしては、俗に「蛍石」と呼ばれるフッ化カルシウム、「石灰石（石灰岩）」の炭酸カルシウム、「石膏」の硫酸カルシウム、「さらし粉」の次亜塩素酸カルシウムなどが挙げられます。なかでも、日常生活に身近な化合物といえば、水酸化カルシウム（$Ca(OH)_2$）。いわゆる「消石灰」です。小学校の理科の実験で息を吹き込んで白濁させ、二酸化炭素の検出に使ったことがある人は多いでしょう。昔は白墨（チョーク）や運動場のラインマーカー（白線）にも使われていましたが、危険なため現在は使われていません。

水酸化カルシウムを水に溶かせば、発熱するため危険です。もちろん、あの白い粉を水に溶かして飲もうと思う人はいないでしょう。

塩素と結びついた塩化カルシウム（$CaCl_2$）は、さらに危険です。

塩化カルシウム自体は海水などの中に薄く広く存在し、工業的には除湿剤、融雪剤、凝固剤などに使われています。

しかし、直接、口にしたときの半数致死量は1000mg／kg。濃度の濃い水溶液を飲み込めば、あっという間に脱水症状を起こし、血液が酸化し、酵素が機能不全を起こします。最後はアシドーシス（酸性血症）に陥って、苦しみ抜いた末に全身が痙攣して死ぬことになるでしょう。

塩化カルシウムは吸湿材として家庭用の湿気とり用品にも使われています。そうした商品では吸湿後、プラスティック製のタンク内に高濃度の塩化カルシウム水溶液がたまります。子どもが誤飲したり素手で液に触れたりしないよう注意が必要です。

安定した金属ほどイオン化すると危険

金・銀化合物

金はきわめて安定した物質です。ほとんど変質することがありません。だからこそ最高の貴金属として尊重され、毒性もないと考えらえてきました。しかし、安定した物質ほどいったん変質すると危険です。

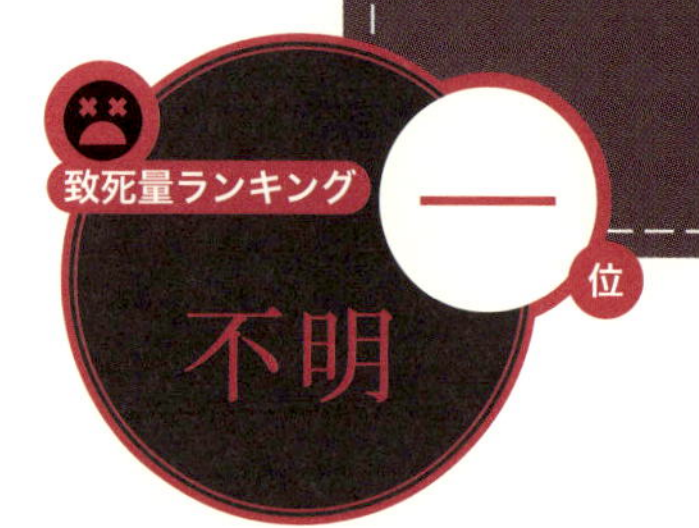

●金箔入りのお酒を飲んでも無害なワケ

金と銀は、身体に悪影響を与えることのない安全な金属だと考えられてきました。

金（Au）はあらゆる金属のなかでもっとも安定した物質であり、唯一「王水」を除けば、何物にも溶けず、何物とも反応しません。イオン化しないわけですから、変質することもありません。人体内に摂取しても、そのまま胃腸を素通りして排泄されるだけ。だから、金箔を日本酒に混ぜたり、洋菓子に飾ったりしても心配ないのです。

銀（Ag）も、金・プラチナに次いでイオン化しにくい金属です。そのため、古くから食器などに用いられてきました。銀の表面にはごく微量の銀イオンが存在しますが、化合物になっても毒性はきわめて低く、人体への影響はほとんどないと考えられています。

一時期、歯科の治療に用いられる金属の詰め物や被せ物、金歯、銀歯などが金属アレルギーを引き起こすと指摘され、社会問題になりました。しかし、犯人は金でも銀でもなく、パラジウム（Pd）でした。

かつて歯の詰め物といえば、「金歯」が主流でした。金とは言っても純金ではなく、硬度を高めるためにプラチナなどの金属を混ぜた18金や20金などの金合金です。

その後、価格や見た目の問題から広く使われるようになったのが「銀歯」でした。一般には、金12%、銀50%、銅10%、そしてパラジウム20%などが含まれた金銀パラジウム合金が使われています。このうちのパラジウムが口内でイオン化して溶け出し、アレルギーを引き起こすことがわかったのです。

そうした危険を避けるためには、金合金やセラミックスを使うほうが安全です。しかし、それらは高価で保険が適用されないため、現在でも歯の治療には金銀パラジウム合金がもっとも多く使われています。

●化合物は「劇物」ほどの毒性を持つ

金が唯一反応する物質として知られるのが、透明で薄いオレンジ色の液体「王水」です。ガラス器具の洗浄など特殊な用途に使われます。濃塩酸と濃硝酸の混合物で、通常、その割合は3対1。高校では一硝三塩と覚えたのではないでしょうか。強い酸化作用があり、単独の塩酸や硝酸には溶け

濃硝酸と濃塩酸を混合すると塩化ニトロシルと塩素と水が発生

王水（$HNO_3 + 3HCl$）

$$HNO_3 + 3HCl \rightarrow NOCl + Cl_2 + 2H_2O$$

（硝酸）（塩酸）→（塩化ニトロシル）（塩素）（水）

王水は金と反応して一酸化窒素を発生させながら錯体を作る

$$Au + NOCl + Cl_2 + HCl \rightarrow H(AuCl_4) + NO$$

（金）→（塩化金酸）

ない金やプラチナも溶かします。

金の場合は、王水に反応すると一酸化窒素を発生させながら化学反応を起こし、最終的に塩化金酸（$HAuCl_4$）に変化します。数少ない金の化合物の一つです。

王水は中世ヨーロッパでブームとなった錬金術に多大な影響を与えたイスラムの化学者ジャービル・イブン＝ハイヤーンが発明したとされます。金を溶かすことができるなら、逆に溶けた溶液から金を作り出すこともできるのではないか、と考えたのでしょう。結局、金を生み出すことはできませんでしたが、その過程で得られた知識は後世の科学技術の発展に寄与しました。

通常、安定な金属ほど、ひとたびイオン化すると危険だと言われます。事実、この塩化金酸や塩化金を含め、金の化合物、とくに無機金塩類は強い酸化作用と毒性をもち、毒物及び劇物取締法により「劇物」に指定されています。

塩化金酸の場合、鼻や喉、目の粘膜を刺激し、皮膚を腐食して炎症を起こします。塩化金が体内に入ると肝臓や腎臓に障害を起こします。

金属の毒には大きく分けて3つあります。第一は、金属そのものが生体細胞に対して毒性をもつ細胞毒性。クロムやバナジウム、コバルトなどの金属族が代表的です。

第二は、生体がその金属を異物と感知して代謝するとき、肝臓に貯まって悪影響を及ぼす毒性。たとえば鉄や亜鉛などがあります。

第三は、金属を活性化するために必要な金属酵素に関わる毒性です。金属酵素には、銅を使うための銅酵素や鉄を使うための鉄酵素がありますが、それらの酵素を使うための部分にヒ素やバナジウムが入り込んでしまうと、酵素が働かなくなってしまいます。イオンチャネルに作用するのと同じメカニズムです。

銀も水に溶けてイオン化すると殺菌作用をもちます。大量摂取すれば人体にも影響が出るということで、欧米では摂取量が制限されています。

5章

皮膚・ホルモン・その他に作用する毒

5. 皮膚・ホルモン・その他に作用する毒

本章では、1章から4章までのどのグループにも属さない放射線、環境ホルモン、寄生虫などによる障害や中毒について紹介します。

「放射能」と「放射線」は混同されやすいのですが、放射能は物質の原子核が自然崩壊して放射線を出す能力や性質のことです。「放射性物質」とは放射能をもつ物質のことです。

放射線障害の症状は、線量や被曝部位などによりさまざまです。一気に大量の放射線に被曝すると、骨髄や中枢神経までが障害を受け、短時間で死亡します。しかし、被曝線量が低くても、骨髄が損傷すれば造血機能などが低下。免疫機能が衰えて感染症にかかりやすくなったり、数か月から数十年後にガンや白内障が発症したりします。

「環境ホルモン」は、生体の内分泌系にホルモンと同様の影響を与える化学物質のことです。とくに生殖機能に異常を来すことが多く、「内分泌攪乱物質」とも呼ばれます。一時期、大きな社会問題となったダイオキシンは現在でも問題解決には至っていませんし、新たな環境ホルモンも登場しています。

魚介類の寄生虫が起こす食中毒は、かつては発生地域が漁港周辺に限られていました。ところが最近は、大都市圏にまで拡大しています。原因は、物流システムの発展と考えられています。

トウゴマから抽出する5大毒素の一つ

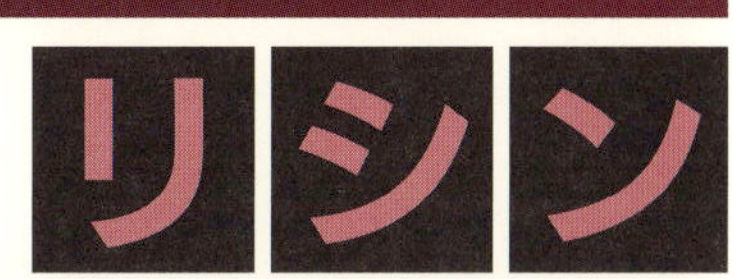

リシン

2015年11月、栃木県内で30代の女性が逮捕されました。容疑は夫の毒殺未遂。使われた毒物はリシンです。世界5大猛毒の一つに数えられることもある天然の毒で、化学兵器として使われたこともありました。

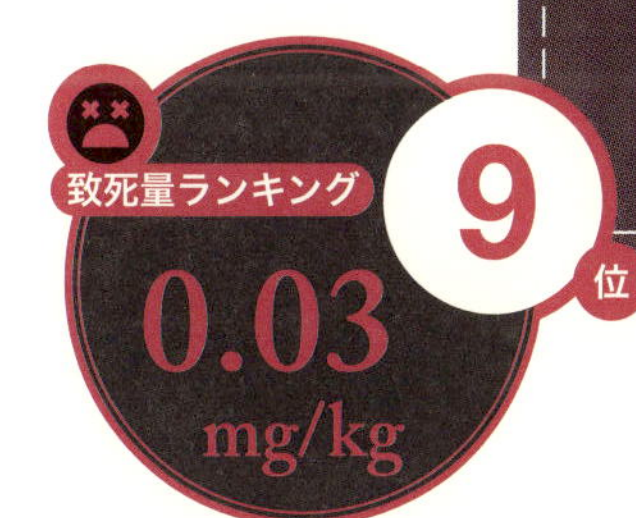

●ひまし油の残滓に含まれる猛毒

リシンは、トウゴマの種子から抽出されるタンパク質です。

トウゴマはトウダイグサ科の一年草（熱帯では多年草）で、別名「ヒマ」とも呼ばれます。ヤツデやカエデに似た掌状（てのひら）の大きな葉と赤い茎が特徴的な植物です（次ページ参照）。夏の終わり頃、小さなクリーム色の花が房になって咲き、トゲに包まれた真っ赤な実が成ります。実の中には、虎斑模様のある豆のような種子が3個あります。この種子は「ヒマシ」と呼ばれ、その油脂を絞った油が、いわゆる「ひまし油」となります。

ひまし油は、日本では工業用のほか、下剤として広く用いられてきました。猛毒のリシンが含まれるのは、ひまし油を絞った後の残滓（ざんし）、つまり殻の部分です。なお油脂に毒性はありません。

リシンの分子量は約6万5000。267個のアミノ酸残基から成る中性のAサブユニット（A

鎖）と、262個のアミノ酸残基から成る塩基性のBサブユニット（B鎖）から構成されます。

リシンの分子が生体内に入ると、Bサブユニットが細胞の表面にあるレセプター（受容体）と結合し、細胞内にAサブユニットを送り込みます。送り込まれたAサブユニットはリボ核酸の中枢配列を切断する酵素として働き、タンパク質の合成を止めてしまいます。病原性大腸菌O157のベロ毒素が及ぼす作用と同じです。

なお、リシンを抽出する時に混在する物質としてリシニンがあります。これもリシンと共に強い毒性を示します。

中毒症状が現れるのは、経口で摂取した場合で、服用後数時間程度。まず胃腸系に出血などの異常が生じ、しだいに肝臓、脾臓、腎臓などの壊死、リンパ節の壊死、白血球の増加などが起こります。半数致死量は体重1kgあたり0・03mgと推定されます。

エアゾール化したリシンを吸い込むと経口摂取より発症が早く、呼吸困難、発熱、嘔吐、身体硬直、肺気腫、チアノーゼ（血液中の酵素不足により皮膚や粘膜が青紫色になる状態のこと）、血圧

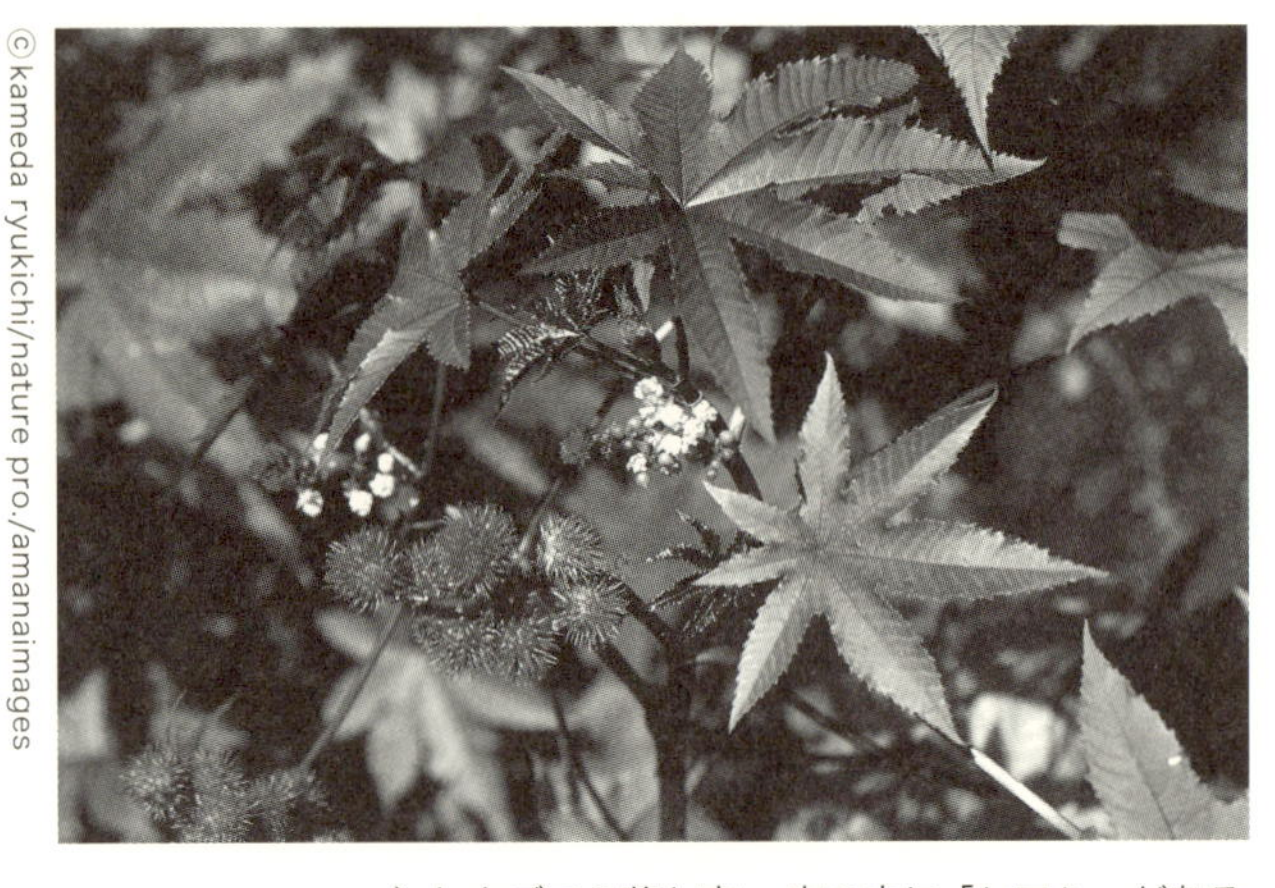

▶トウゴマの花と実。実の中に「ヒマシ」がある

降下などが起きます。曝露量にもよりますが、36時間から72時間で死亡すると考えられます。

現在でも解毒剤は発見されていません。経口摂取では、活性炭による胃洗浄と酸化マグネシウムなどの下剤投与が有効です。

●猛毒なのに誰でも簡単に抽出できる!?

リシンは世界5大猛毒の一つに数えられることもある、たいへん危険な物質です。エアゾール化したリシンが化学兵器として使われたこともあります。

2000年代に入ってからも、アメリカでホワイトハウスや上院議員の事務所にリシンの粉末入りの郵便物が届いたり、オバマ大統領やニューヨーク市長宛ての手紙にリシンが混入されたりといった事件が起きています。イギリスでは、テロリストのグループがリシンを所持していたという事実が発覚しました。

日本でも、2015年11月末、栃木県宇都宮市在住の30代の女性が、別居中の夫の自宅に忍び込み、焼酎のパックにリシンを混入させたとして、殺人未遂容疑で逮捕されました。その女性は元自衛官で、自分でトウゴマの種子からリシンを抽出したとされます。

リシンは猛毒ですから、簡単に入手することはできません。しかし、原料となるトウゴマは、観賞用植物として普通に販売されています。通販でも買えます。葉の形や赤い実の色が魅力的なため、ガーデニングや生け花で楽しむのです。

一方で、家畜の餌にリシンが混入して中毒事件を起こした事例もあります。

実際のところ、リシンは、大学や大学院で基礎的な化学の知識を学んだ人なら、比較的簡単に抽出できる毒物なのです。そうしたことから、地下鉄サリン事件のような凶悪犯罪に使われるのではないかといった警告がなされています。

魚介類に寄生する虫が引き起こす中毒

アニサキス症

魚介類の生食には中毒の危険がともないます。新鮮な魚なら生で食べても安全と考える人が多いのですが、寄生虫が原因の場合はむしろ逆。宿主が新鮮なほど、寄生虫も新鮮で元気なのです。

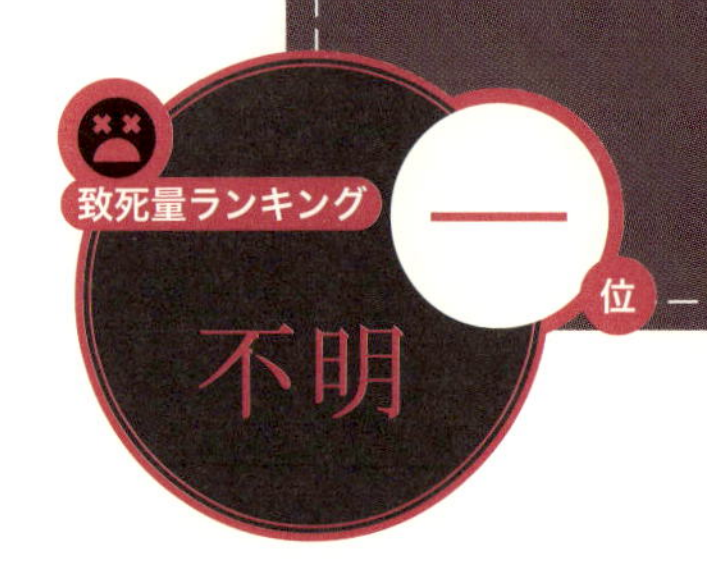

寄生虫が引き起こす中毒

日本には、大昔から魚や貝類などの海産物を生で食べる文化がありました。しかし、魚介類の生食にはつねに食中毒の危険がともないます。

秋から冬にかけてのフグ毒中毒はよく知られていますが、夏場に起こりやすいのが腸炎ビブリオ中毒。日本ではサルモネラ菌中毒と並び、もっとも頻繁に発生します。

意外なことに、魚介類の場合にはヒスタミン中毒も要注意です。「ヒスタミン」といえば、花粉症を引き起こすことで知られるアレルギー物質。なぜ魚介類で問題になるかといえば、魚類の体内に含まれるヒスチジンというアミノ酸が、酵素の働きでヒスタミンに変化することがあるためです。夏場にマグロやカツオの刺身を食べたとき、舌がピリピリするような感じがしたら、ヒスタミン中毒を疑うべきでしょう。

一方、魚介類に寄生する寄生虫が引き起こす中

アニサキス食中毒　月別発生状況

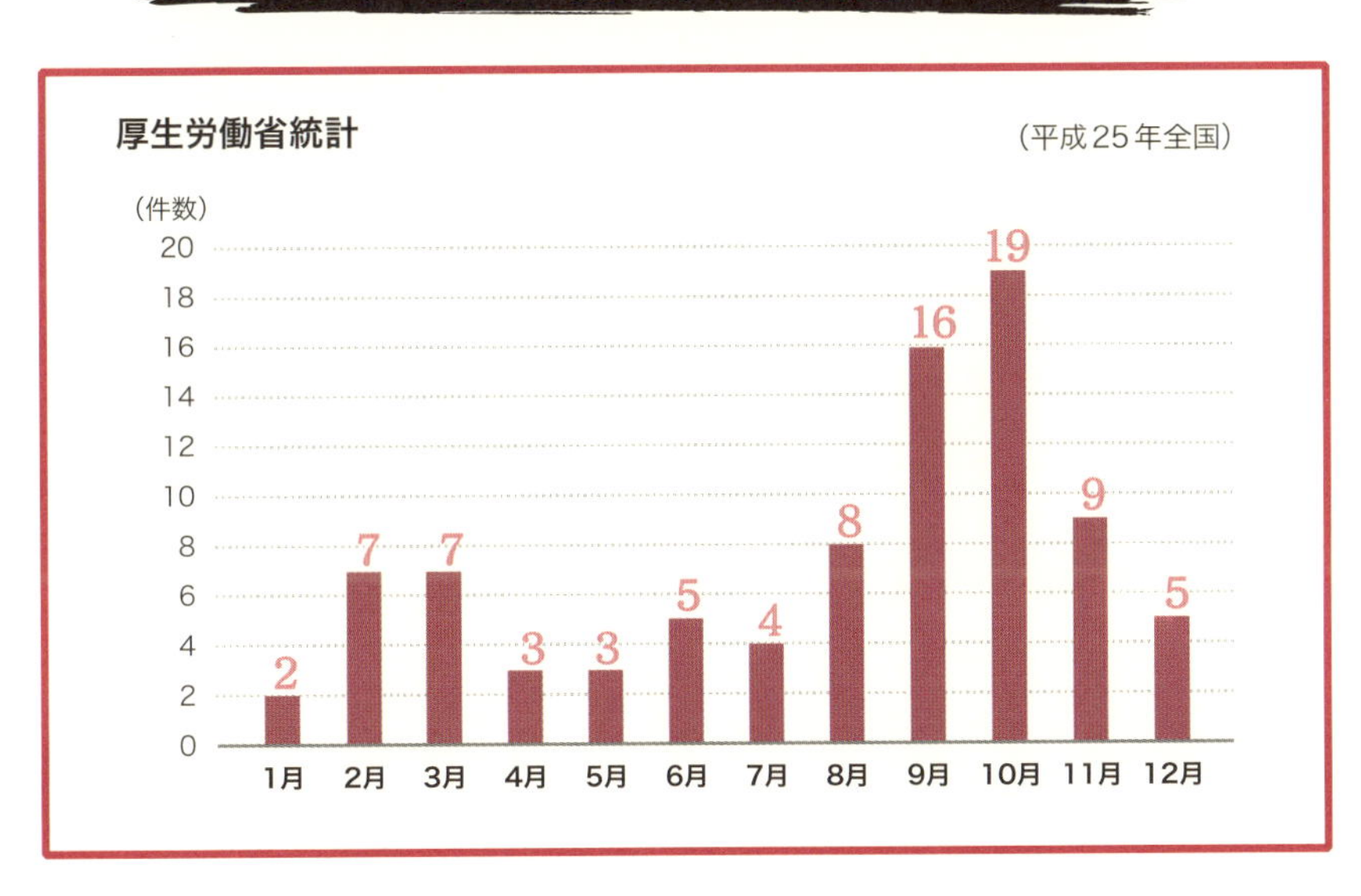

毒がアニサキス症です。

「アニサキス」は、狭義ではサケ、サバ、カツオ、アジ、タラ、イカなど海の魚に寄生するアニサキス属の線虫類の総称ですが、もっと広く海産生物に寄生してアニサキスと同じ症状を引き起こす寄生虫すべてを、アニサキスと呼ぶこともあります。

魚介類を食べることで発生する寄生虫中毒のほとんどは、アニサキスの幼虫を経口摂取することが原因です。中毒が起こりやすいのは8月から10月にかけて。ここ数年、事故発生数、患者数とも増加傾向にあります（上表参照）。

寄生虫が引き起こす食中毒は昔からありましたが、漁業が盛んな地域や漁港周辺だけの特殊な病気でした。ところが物流システムが発展して遠方の大都市圏などにも新鮮な魚が運ばれるようになるとともに、アニサキス症の発症も広域化したのです。寄生虫も、新鮮な状態で消費者の元に届くようになったのです。

●手術で取り除くしか治療法がない!!

アニサキスは長さ数ミリから数センチ程度の細長い糸状の白っぽい虫です。成虫はクジラやイルカなど、食物連鎖の頂点に立つ海獣の腎臓や胃、腸管に寄生しています。

アニサキスの卵は宿主の糞便とともに海水中に放たれ、オキアミや甲殻類の餌となって体内に入り、育ちます。そのオキアミや甲殻類を食べるのが魚やイカ類などの中間宿主。アニサキスの幼虫はそれらの体内でさらに成長し、最終的には魚類やイカを餌とする海獣の体内で成虫となり、産卵します。

人間は、そうした食物連鎖の過程で、中間宿主である魚やイカ類を獲って食べているのです。アニサキス症に感染するリスクはつねにあると認識しておいたほうがよいでしょう。

寄生虫の宿主は種類によって決まっています。人間は最終宿主ではないため、感染してもアニサキスが体内で繁殖する恐れはありませんが、深刻な中毒症状を引き起こすことがあります。

体内に入ったアニサキスの幼虫は、胃壁や腸壁を食い破って臓器内に入り込もうとします。そのため、摂食後、2～8時間で胃が、10時間以降は腸が激しい痛みに襲われます。悪心もあり、嘔吐しますが、吐くのは胃液だけです。普通の食中毒と異なり、下痢はしません。

治療法は、できるだけ早く開腹手術や内視鏡手術を行い、粘膜上にいる虫体を取り除くしかありません。虫さえ取り除けば、すぐに症状は収まって楽になります。特効薬などはありません。

●生の魚を食べる時は目視で確認

予防のためにもっとも確実なのは、刺身などの生魚をいっさい食べないことです。アニサキスの幼虫は60℃で数秒、70℃では瞬時に死滅しますから、普通に加熱調理すれば安全です。しかし、日本人の食生活を考えれば、あまり現実的ではないでしょう。

次善の策として推奨されるのは、魚を購入したらすぐ内臓を取り除くこと、また内臓は生で食べないこと。通常、アニサキスの幼虫は魚介類の内臓に寄生しているからです。

ただし、鮮度が落ちると内臓から筋肉に移動しますから、内臓を取り除いたら安心というわけではありません。調理をしながら、自分の目でよく見て、虫がいないのを確認する必要があります。アニサキスは幼虫も成虫も、気をつけていれば目視で発見できます。

よく噛んで食べれば心配ないとか、薬味と一緒に食べれば安全といった説がありますが、根拠がありません。アニサキスの虫体はかなり強靭なため、噛んでも噛み切れないことがあります。ワサビやショウガ、ニンニクなどの薬味にも殺虫効果はありません。

アニサキスに関連して、もう一つ注意しておきたいのはアレルギー反応です。前述したように、サバなどの魚類を食べたときはヒスタミン中毒が起こることがあるので、これと誤認されやすいのですが、アニサキスのタンパク質に対してアレルギー反応を起こす人もいるのです。初めて感染したときは症状が出なくても、2度目には発症します。いわゆるアナフィラキシー・ショックです。

生のサバやサンマ、イカなどを食べた後、じんま疹などのアレルギー症状が出たときは、アニサキス型のアレルギーも疑ってください。アレルギーの原因物質は加熱や冷凍をしても残るため、加工した魚介類でも起こることがあります。

近年、温室効果によって世界の平均気温が上がり、さまざまな異常現象が起きています。従来は南の海にしかいなかった魚介類が日本近海に現れるようになれば、南の海のアニサキス類も一緒に北上し、日本で熱帯性の感染症が増える恐れもあります。

パイプ・クリーナーにも含まれる身近な劇物

水酸化ナトリウム

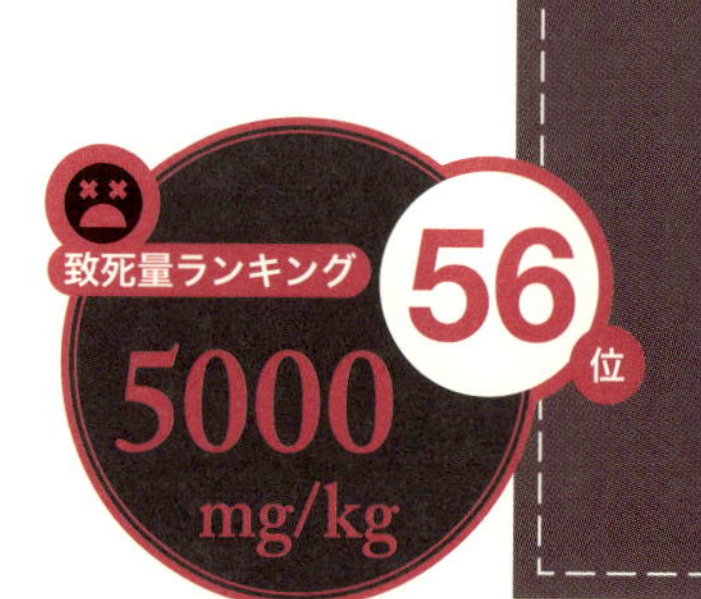

「苛性ソーダ」とも呼ばれ、工業分野ではさまざまな用途に多用される基礎化学品です。家庭用品にも含まれますし、小学生の石鹸づくりにも使われますが、じつはたいへん危険な薬品です。

●レンジ・クリーナーに含まれる劇物

水酸化ナトリウム（NaOH）は無色無臭の固体です。吸湿性が高く、水やアルコールによく溶けます。食塩水の電気分解などにより大量生産され、通常は白色の顆粒や不定形のフレーク、あるいは水溶液の形で流通しています。

合成繊維、染料、香料、油脂などの製造、石油精製、上下水道や工業廃水の中和、食品加工などに広く使われ、工業的にきわめて重要な化学品となっています。

油脂やタンパク質を変性・分解する作用が強いため、市販のレンジ洗浄剤やカビとり洗剤、パイプ・クリーナー、除菌・漂白剤などにも多く含まれます。一般家庭でも意識しないまま使っていることが多いはず。「苛性ソーダ」と呼べば、ピンとくるのではないでしょうか。

しかし、この苛性ソーダ、じつは毒物および劇物取扱法や薬事法で「劇物」に指定されている、

苛性ソーダを使った石鹸の作り方

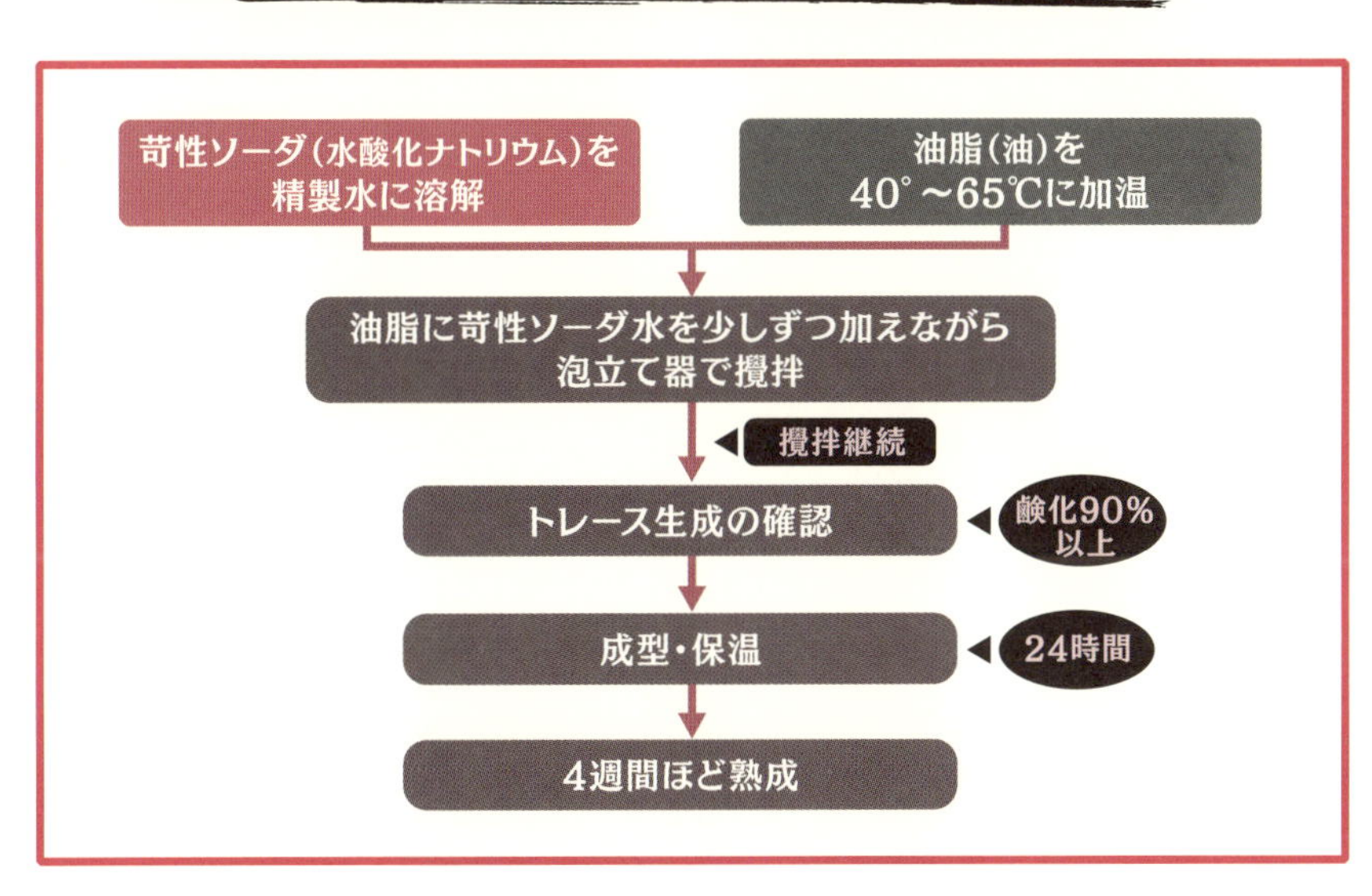

たいへん危険な薬品です。強アルカリ性で、金属の鍋さえ溶かしてしまうほど腐食性が強いのです。不用意に水をかけると発熱し、爆発することもあります。

●本当に恐いのは酸よりアルカリ

小学生が夏休みの自由研究でよく取り上げるテーマの一つに「石鹸づくり」があります。最近では、既製の石鹸にハーブやはちみつを加えるだけの簡単な方法も紹介されていますが、本格的な石鹸づくりに挑戦しようと思えば、あるいはエコ石鹸として有名な廃油石鹸を作る場合にも苛性ソーダが必要です（上記参照）。

苛性ソーダは、薬局へ行って用紙に住所、氏名、使用目的などを記入し、身分証明書を提示して印鑑を押せば、案外、簡単に購入できます。とても身近な劇物なのです。

しかも、石鹸づくりに使う溶液の濃度は約30％。市販のパイプ・クリーナーに含まれる溶液の濃度はせいぜい1％ですから、きわめて濃いことがわかるでしょう。

　高濃度の水酸化ナトリウム溶液を扱う際は、専門の研究機関でも保護メガネや保護手袋を着用します。溶液が少しでも肌に触れれば、皮膚組織が腐食され、炎症を起こします。水酸化ナトリウムが入った漂白剤などに触ると指がぬるぬるすることがあります。皮膚のタンパク質が溶けるためです。飛沫などが目に入れば、結膜や角膜の組織が侵されて視力が低下し、最悪の場合は失明することもあります。

　誤って飲んだら、すぐに口内や食道の粘膜がただれます。加熱しても燃えることはありませんが、水酸化ナトリウムの成分が混じった水蒸気などを吸い込むのは危険です。

　また、水と反応して発熱する性質があるため、絶対に水を注いではいけません。空気中の水分と反応して熱を発し、周囲の可燃物を燃やす恐れもあります。水と混ぜたいときは、水のなかに少しずつ苛性ソーダを加えていきます。

　なお、もし使用した苛性ソーダが残ったら、絶対に流しや排水口に流してはいけません。設備の損傷の原因にもなりますし、なにより環境に大きな負荷をかけてしまうからです。

　硫酸や塩酸のイメージが強いためか、一般にはアルカリより酸のほうが恐いと考えている方が多いようです。しかし、ほんとうに恐ろしいのはアルカリです。

　人間の身体をつくりあげている細胞の一つひとつは、すべてタンパク質です。酸はタンパク質の一部に酸素を無理やり結合させて酸化（組織を破壊）しますが、強いアルカリは、瞬時にしてタンパク質を完全に変性させ、使い物にならないようにしてしまいます。アミノ酸の配列は同じでも、立体構造が変わって活性が低下し、二度と元の状態には戻りません。

缶詰の内面コーティングに使われる内分泌攪乱物質

ビスフェノールA

かつて女性ホルモンの代用物として研究された化合物です。その後、プラスチック合成に多用されるようになりました。最近では食品・飲料の容器、塗料や接着剤として建材にも使われ、新たな環境ホルモンとして大きな問題となっています。

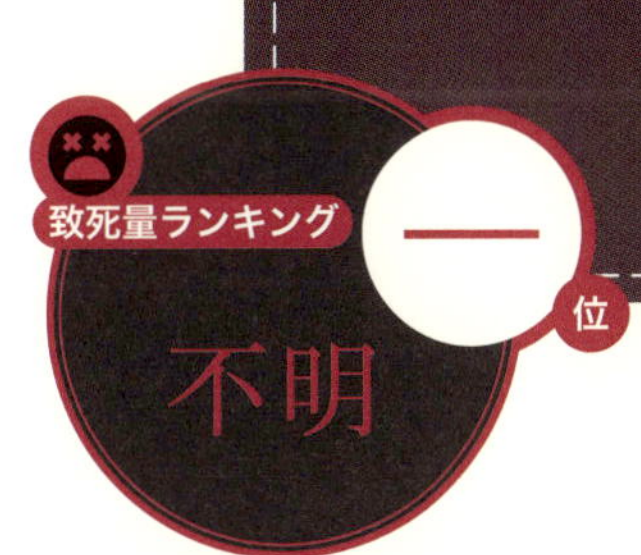

●女性ホルモンと同じ作用をもつ

ビスフェノールA（$C_{15}H_{16}O_2$）は白色の固体で、通常は粉末の状態で存在します。1891年、ロシアの化学者が初めて合成に成功した物質で、1930年代には合成エストロゲン、つまり女性ホルモンの代替物として研究が進められました。しかし、女性ホルモンとして実際に使われることはありませんでした。

問題は、そのビスフェノールAが、ポリカーボネートやエポキシ樹脂といったプラスチック合成に多用されるようになったことです。現在では、電気機器、OA機器、自動車・機械部品、缶詰などの食品容器の内面コーティングやほ乳びん、歯の治療、建築用の接着剤や塗装剤などに広く使われています。

ここで問題となるのは、缶の内面コーティングや建築塗装に使われても、女性ホルモンと同じ作用を及ぼすことです。

「ホルモン」は、生物の代謝や神経伝達、生殖活動など、生体活動のすべてのコントロールに関与する物質です。本来は体内で分泌されますが、外界に存在する物質のなかにも生体内に入るとホルモンと同じ働きをするものがあります。なかには生殖機能に強く作用するものがあり、影響を受けるとオスがメス化するなどの影響が出ます。

それらの物質は総称して「環境ホルモン」「内分泌攪乱物質」「乱化学物質」などと呼ばれます。かつて大きな社会問題を引き起こしたダイオキシン類やＤＤＴが代表的です。こうした物質は厳しく規制されたこともあり、現在ではほとんど話題になることはなくなりましたが、代わって問題視されるようになったのがビスフェノールＡなのです。

●微量でも胎児や乳幼児に影響を及ぼす

さらに最近の研究では、胎児や乳幼児がビスフェノールＡに触れると、きわめて微量であっても神経や行動、生殖器官などに影響を及ぼすことがわかってきました。そうした研究結果を受けて、フランスでは内分泌攪乱物質の規制が厳格化され、２０１５年１月から、ビスフェノールＡを含む食品容器の製造や輸出入が全面的に禁止されています。

日本ではそこまで厳しくありませんが、食品衛生法により、食品容器や包装からのビスフェノールＡの溶出試験規格を２・５μg／ml（２・５ｐｐｍ）以下に制限しています。また、業界の自主規制として、缶詰などの内面コーティングは飲料で０・００５ｐｐｍ以下、食品で０・０１ｐｐｍ以下をめざしています。

したがって、日本製の缶詰飲料や食品であればさほど危険はありません。ただし、外国製の安価な製品のなかには、安全基準を満たしていないものが含まれている可能性はあります。

危険なのは食品容器だけではありません。ビスフェノールＡは壁や床の接着剤や塗装剤といった建材にも含まれています。だとすれば、新築したばかりのマイホームで日々、平穏に暮らしている間も、知らずしらずのうちにビスフェノールAを吸引している可能性があるのです。

ビスフェノールAの揮発性は低く、少し前に社会問題になったホルムアルデヒドなどと比べれば、毒性もさほど強くありません。

ホルムアルデヒドの場合は、水と反応するとすぐホルマリンに変わるため、室内の空気を吸い込んだ瞬間、体内の水分と反応して、目がちかちかする、喉が痛むといった症状が出ました。

一方、ビスフェノールAはホルモン様の物質ですから、急激な症状は現れません。ホルモン異常の症状が現れるのは、数か月後、あるいは数年後なのです。その分、対応が遅れた面は否めないでしょう。

しかし、ビスフェノールAを長期間、摂取すれば、胎児や乳幼児に限らず、成人にも影響する可能性はあります。女性なら月経時の出血過多や子宮肥大。男性の場合は身体が女性化して乳房が膨らんだり、甲状腺が肥大したりといった症状が考えられるのです。

国土交通省もようやく重い腰を上げ、2、3年のうちに換気を含めた新基準を決める予定です。大手ハウスメーカーも対策を始めています。

COLUMN

環境ホルモンと『沈黙の春』

「環境ホルモン」と聞いて、多くの日本人の頭にまず浮かぶ物質は「ダイオキシン」でしょう。ダイオキシン類は発ガン性などの毒性をもつ有機塩素化合物の一種です。ゴミや製鋼などを燃やす過程で多く発生し、大気中に排出された後、地上に落ちて土壌や水を汚染。環境ホルモンとして生態系に重大な影響を及ぼすとされ、1990年代に大きな社会問題となりました。環境省は平成10年に、環境ホルモン戦略計画として「SPEED'98」を公表。12年からは「ダイオキシン類対策特別措置法」も施行され、法的な規制を開始したため、現在では問題となることがほとんどなくなりました。

しかし、環境ホルモンに関しては、それより何十年も前から警告されていたのです。

終戦直後の日本を象徴する情景の一つに、外地からの引揚者や子どもの頭にDDTの粉をふりかけているシーンがあります。DDT(ジクロロ・ジフェニル・トリクロロエタン)とは、第二次大戦中からさかんに使われるようになった殺虫剤・農薬のことです。占領下の日本では、米軍機が上空から住宅地に大量散布することもありました。

しかし1962年、アメリカの生物学者レイチェル・カーソンが『沈黙の春』を著し、DDTなどの化学物質が自然環境や生態系を破壊する危険性を告発。世界的な禁止運動が起こり、多くの国で農薬としての使用が禁止されるきっかけとなりました。

DDTは自然界で分解されにくいため、土壌や水系に長く残留します。それが食物連鎖を通じてさまざまな生物の体内に摂取され、神経毒や発ガン毒として作用する恐れがあります。さらに、アメリカに棲息するワニにオスが生まれにくくなったのも化学物質のせいだとして、DDTのもつ環境ホルモンとしての危険性を訴えたのです。

サプリメントは有用でも添加物は毒物

二酸化ケイ素

サプリメント全盛の時代。しかし、健康のために服用するサプリメントにもさまざまな添加物が含まれています。たとえば二酸化ケイ素はPM2．5と同様、粒子が細かすぎる点で「毒」ともなるのです。

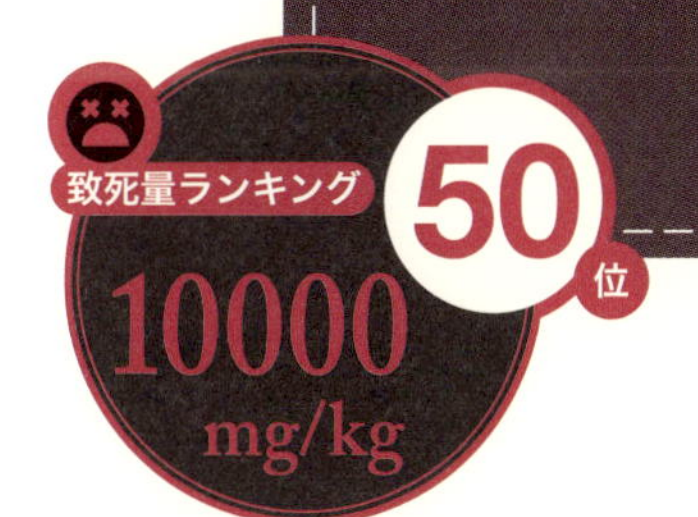

●サプリ剤に含まれる危険な添加物

健康のため、美容のため、食事だけでは不足しがちな栄養素を補給するために、日常的にサプリメントを服用している人は多いことでしょう。当然、サプリメントは「身体に良いもの」でできていると考えがちです。

しかし、サプリメントの錠剤やカプセルは、目的の栄養素だけでつくられているわけではありません。保存料、凝固剤、増量や成形のための物質など、さまざまな添加物が使われています。

添加物を混ぜる目的は大きく分けて三つあります。第一は、加工過程で成分が均一に混ざるよう、また機械に詰まらないように栄養成分をさらさらにするため。第二は、錠剤用に粉を固めるため。第三はカプセルの素材用。そのための使われるのがセルロースやグリセリン、ゼラチンなどです。

さらに、味をよくするための甘味料や、見た目をよくするための着色料、香料、保存料、増量剤

© GAOS/orion/amanaimages

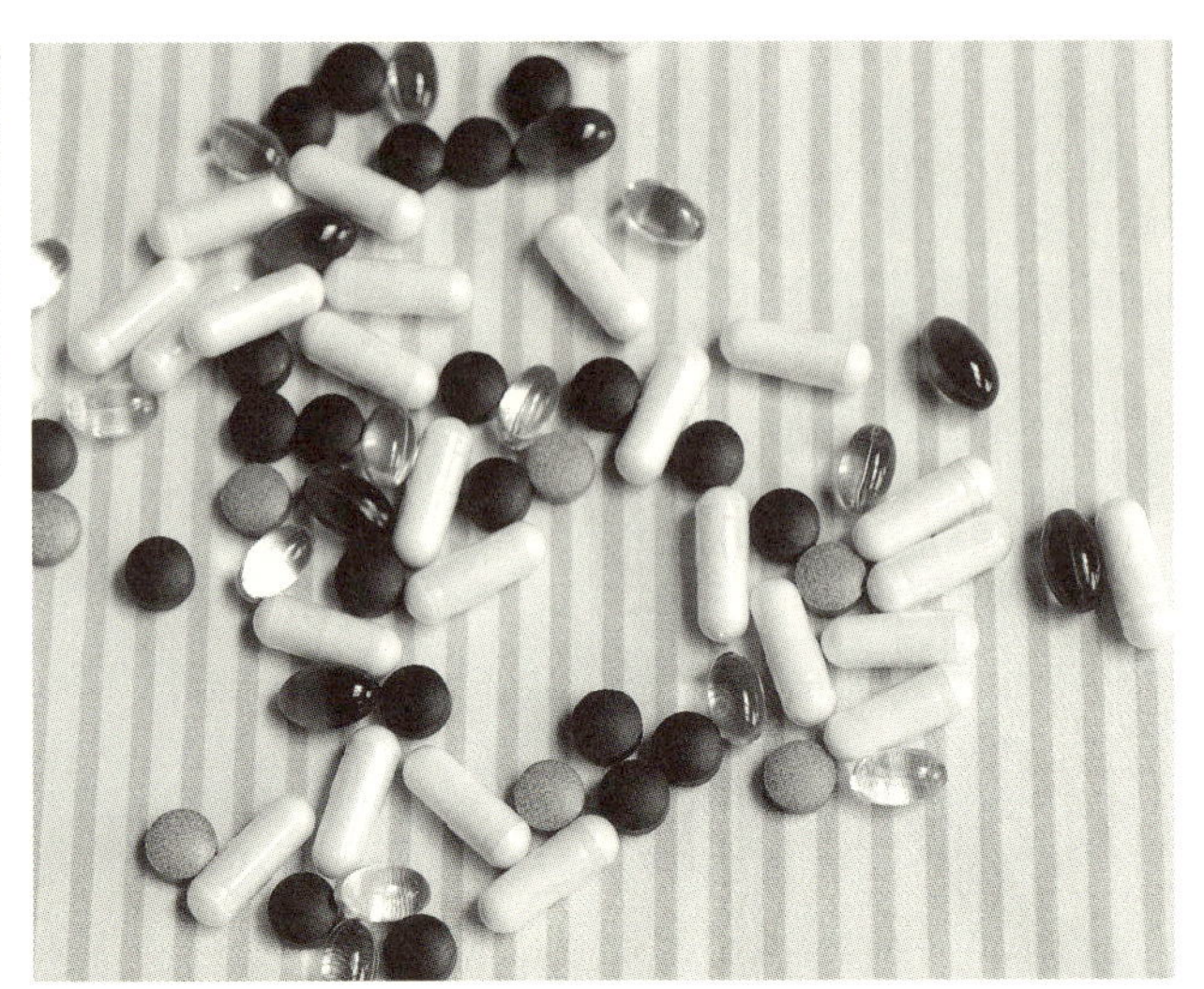

▶サプリメントは身体に良くても添加物が良いとは限らない

などが加えられることもあります。

原材料表示や栄養成分表示では単位にg、mg、μgなどの単位が混在することが多いため、ちょっと見ただけでは何がどれくらい入っているかわかりません。しかし、単位を統一してみると、本来の有効成分は10〜20%。なかには90%以上が添加物という商品もあります。

●小さ過ぎることが危険な粒子

添加物が無害ならまだいいのですが、なかには健康に悪影響を与えるものもあります。

その一つが二酸化ケイ素（SiO_2）。石英や水晶、瑪瑙（めのう）などに含まれ、自然界にいくらでも存在する、無色透明の固体です。「シリカ」とも呼ばれ、工業的にはガラスやセラミックスなどの原料として広く使われています。

二酸化ケイ素は、食品や薬品、そしてサプリメントにも安定剤として多量に添加されています。吸水性が高いため、有効成分が湿気を吸って凝固したり変性したりするのを防ぐのです。除湿剤として使われる「シリカゲル」も、二酸化ケイ素を乾燥して作られています。

二酸化ケイ素それ自体は有毒物質ではありません。食品と一緒に摂取しても、体内に吸収されることはなく、そのまま排泄されるため、無害だとされています。しかし、毒物ではないから安全とは言えません。

ここ数年、急速に問題化した環境汚染物質に、ＰＭ２・５があります。「微小粒子物質」とも呼ばれるとおり、粒子の直径が２・５㎛以下のきわめて小さい物質の総称です。そうした物質は、個々がどんな毒性をもつかに関係なく、ただ「粒子が小さ過ぎる」ため、生体内に入り込むと健康に悪影響を与えます。

とくに空気中に浮遊するＰＭ２・５を吸い込むと、肺の奥まで入り込み、呼吸器系あるいは循環器系に深刻な障害が生じる恐れがあります。

二酸化ケイ素の粒子は、ＰＭ２・５よりさらに小さいＰＭ０・１（０・１㎛）。「ナノ（１メートルの１００億分の１）」レベルの極小サイズです。

それほど細かい物質がサプリメントに添加され、飲みやすい錠剤やカプセルの形で積極的に摂取されているのです。そのまま小腸まで到達すれば、内壁にある柔突起の周辺でリンパ節の働きに影響を与える可能性があります。

二酸化ケイ素が人体に与える影響については、まだ十分に研究されているとは言えません。しかし、大量に摂取すると腸の微小血管を詰まらせ、下血などを起こすという研究結果もあります。

さらに二酸化ケイ素の粒子はひじょうに硬いため、研磨剤として歯磨き粉にも添加されています。

粒子が小さくて化学的に安定しているため便利に使われてきた二酸化ケイ素ですが、今後は長期摂取の影響を含め、より詳細に研究されていくべきでしょう。

核燃料の残りカスが
深刻な健康被害をもたらす

ウラン238（劣化ウラン）

「劣化ウラン」という言葉には、「何度も使って性能や品質が低下したウラン」といった響きがあります。しかし実際は、天然ウランから核分裂反応を起こしやすいウラン235を分離した後に残るウラン238のこと。その劣化ウランが、世界各地で環境汚染を引き起こしています。

致死量ランキング 48位
1000 mg/kg

●ウラン235とウラン238

ウラン（U）はアクチノイドに属する元素で、自然界に大量に存在する元素のなかでは、もっとも原子番号が大きく、原子量も大きいとされています。「アクチノイド」とは、周期表において原子番号89のアクチニウムから103のローレンシウムまでの15元素の総称で、いずれも放射性同位元素です。

ウランは世界中の土壌や海水中に広く分布し、日本でも岡山県と鳥取県の境にある人形峠が古くからウラン鉱として知られてきました。比較的、容易に手に入り、ある程度、知識のある人がその気になって挑戦すれば、意外に簡単に分離できてしまう毒物なのです。ただし、下手をすれば自ら障害を受けてしまうでしょう。

単体のウランは銀白色の金属です。1789年にドイツの化学者マルティン・ハインリヒ・クラプロートが発見し、同じ頃に見つかった天王星「ウラヌス」にちなんで「ウラン」と名付けられました。

ウラン自体は安定して存在することのできない元素です。しかし、同位体はいくつも存在します。「同位体」とは、原子番号が等しく、化学的には同じ性質をもちますが、質量数の異なる元素のことで、「同位元素」「アイソトープ」とも呼ばれます。

ウランの同位体の多くは半減期1日以内の短命な元素ですが、寿命の長いものもあり、ウラン235の半減期は約7億年、ウラン238に至っては約45億年です（171ページ表参照）。

現在、存在する天然ウランのうち、99%以上を占めるのはウラン238であり、約0・7%がウラン235です。つまり、天然ウランのほとんどはウラン238なのですが、核分裂を起こして大量のエネルギーを産出するのはウラン235のほうなのです。

したがって、核燃料や核兵器の燃料を得るためウラン鉱石からウラン235を取り出そうとすると、大量のウラン238がゴミとして残ることになります。ウラン238が「劣化ウラン」「減損ウラン」などと呼ばれるのはそのためです。

●なんと対戦車砲の弾頭に使われる!!

劣化ウランは、そのままでは核燃料として使うことができません。一時は、中性子を吸収させて核分裂を起こしやすいプルトニウム239に転換すれば、高速増殖炉の燃料として使えるのではないかと期待されました。

核燃料サイクル計画については、2015年末にロシアが、日本のもんじゅと同じ形の高速増殖炉を用いた発電実験に成功したと発表しました。何らかの形で稼働している事実はアメリカが確認したので間違いないようですが、本来の目的にどこまで近づいているかはいまだ不明です。

そもそも核燃料サイクルという概念自体が実効性のあるものではありません。当初は「夢の核燃料サイクル」などと宣伝されたこともあり、核廃棄物を何度でも有効活用できる、きわめて経済的でエコロジカルな計画だと思われました。

しかし、実態はかなり違います。劣化ウラン（ウラン238）に中性子を吸収させて核分裂を起こしやすいプルトニウム239を作り出すといっても、再利用できるプルトニウム239はせいぜい20％程度。これを燃料として使うため、青森県の六ヶ所村に再処理工場を建設したわけですが、1993年の着工から20年以上たった今も稼働していません。

劣化ウランの用途も宙に浮いてしまったかのようです。しかし、用途は意外な方面で見つかっていました。なんと、対戦車砲の弾頭です。

劣化ウランは鉄や鉛より比重が大きいため、合金にして弾頭や弾芯に用いると、大きな運動エネルギーが得られます。また、鉄や鉛より軟らかいため、標的に到達した瞬間、劣化ウランでできた先端部分が先鋭化しながら貫通する自己先鋭化現象（これをセルフシャープニング現象という）を起こし、高い貫通能力を発揮します（次ページ図参照）。

同じく爆弾向きの物質としてはマグネシウムがありますが、価格が高い難点がありました。その点、ウラン238はそもそも核燃料のゴミですから、安く、大量に供給できます。爆弾の原料としては最適でした。

米軍は対戦車砲をはじめ、さまざまな弾丸の弾芯や弾頭に劣化ウランを主原料とする合金を用いるようになりました。

1991年の湾岸戦争で米軍がイラク軍の戦車部隊に対して使用した爆弾の量は、公式発表でも約300トンとされています。アメリカは2003年のイラク戦争でも大量の劣化ウラン弾を使用しましたし、ボスニア攻撃やコソボ攻撃ではNATOを中心とした多国籍軍も劣化ウラン弾を使いました。

しかし、たとえ残渣（ざんさ）（残りカス）であっても、

劣化ウラン弾の構造

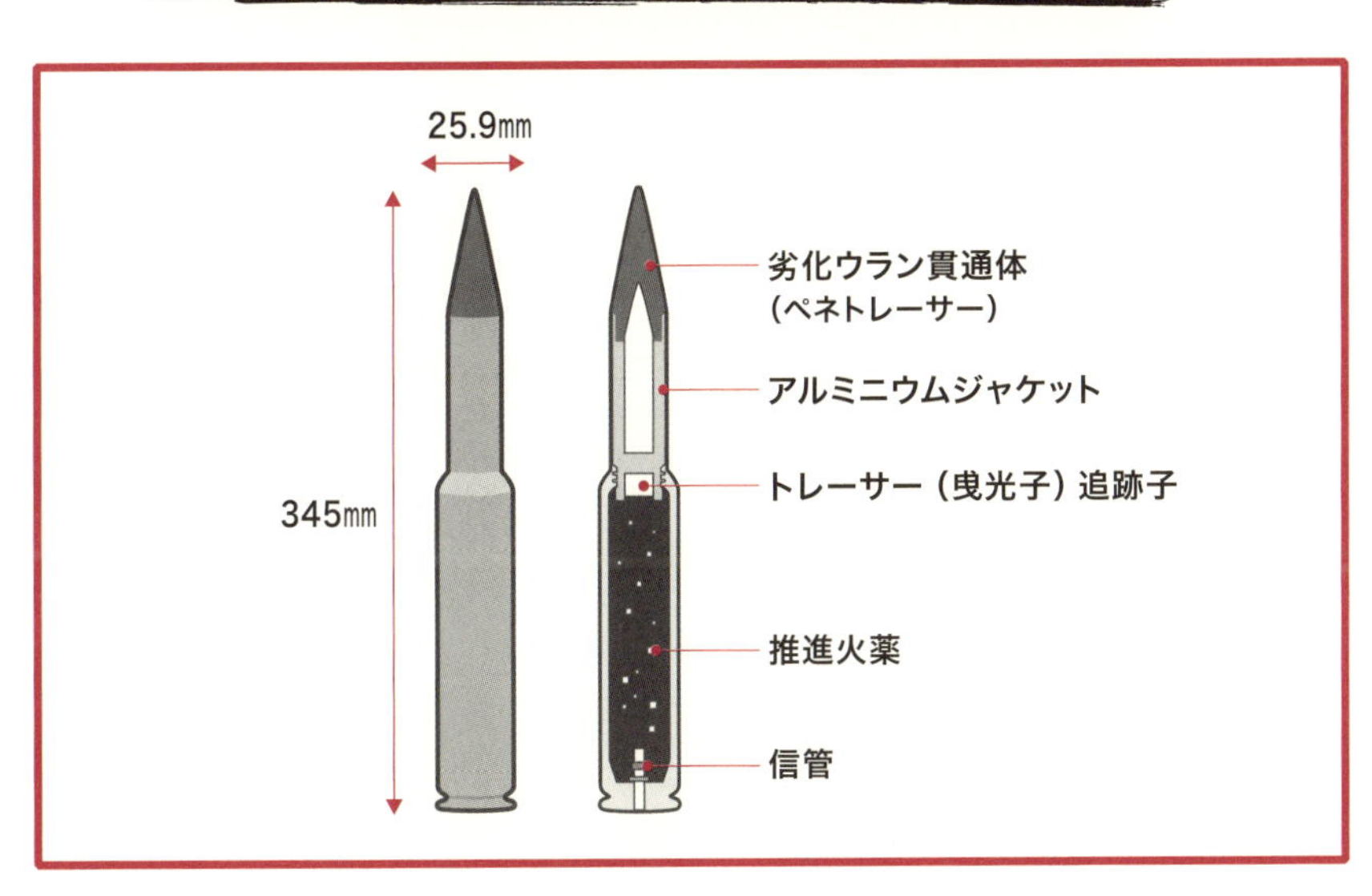

ウラン238が放射性物質であることに変わりはありません。劣化ウラン弾が燃焼すれば、酸化ウランが飛散して、周囲にいる人々に深刻な健康被害を及ぼします。

とくに戦場となる国々では金属は換金性が高いため、一般市民が持ち帰ることが多く、それが問題をさらに大きくしています。急性障害では皮膚障害や造血傷害、脱毛、不妊など。慢性傷害ではガンや白血病、白内障などの発症。さらに、遺伝的な障害として、子や孫に奇形が生じると考えられています。

湾岸戦争の帰還兵には「湾岸戦争症候群」と呼ばれる症状、とくに肺ガンが多発するようになりました。ボスニアやコソボでは、白血病の患者や異常出産が増加したという報告があります。

劣化ウランが撒き散らした毒は、いまなお多くの人を苦しめているのです。

放射性物質を使った史上初の殺人事件

ポロニウム210

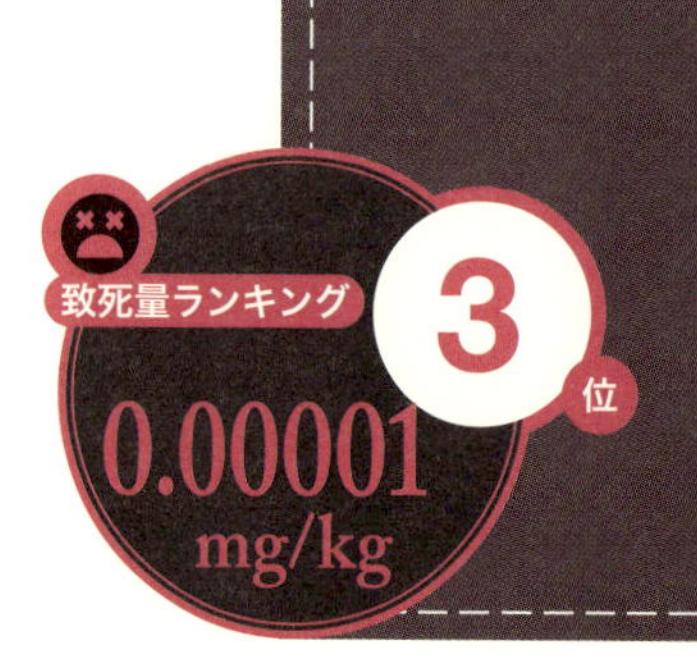

2006年、ロンドンで起こったある毒殺事件が世界を震撼させました。被害者のリトビネンコ中佐は元ＫＧＢ幹部で、イギリスに亡命後、プーチン体制を批判していました。毒物として使用されたのは、放射性物質ポロニウム210です。

●天然に存在する放射性元素

ポロニウム（Po）は原子番号84、16族元素の一つで、天然に存在する希少な放射性元素です。銀白色の半金属で、常温では安定した結晶構造を保ちます。水には溶けませんが、塩酸や硫酸、硝酸には溶けます。

ポロニウムの元素は「ピッチブレンド（瀝青ウラン鉱）」と呼ばれる黒っぽいウラン鉱石の中にわずかに存在しています。ウラン２３８は、何十億年もの時間をかけて壊変をくり返し、最終的には鉛２０６になって安定します。これを「ウラン系列」と呼びますが、その過程でラドン２２２が壊変してポロニウム２１８が生じます。さらにそれが崩壊していく過程でポロニウム２１４、ポロニウム２１０が生じるのです（次ページ表参照）。

ポロニウム２１０は、自然界に存在するポロニウム周位体のうち半減期がいちばん長いのですが、それでも人工的につくられるポロニウム２０

ウラン崩壊系列表

	半減期
ウラン238	4.468×10^{9}年
↓トリウム234	24.10日
↓プロトアクチニウム234m	1.159分
↓プロトアクチニウム234	6.70時間
↓ウラン234	2.455×10^{5}年
↓トリウム230	7.54×10^{4}年
↓ラジウム226	1600年
↓ラドン222	3.824日
↓ポロニウム218	3.098分
↓鉛214	27.06分
↓アスタチン218	1.5秒
↓ビスマス214	19.9分
↓ラドン218	35×10^{-3}秒
↓ポロニウム214	164.3×10^{-6}秒
↓タリウム210	1.30分
↓鉛210	22.20年
↓ビスマス210	5.012日
↓水銀206	8.32分
↓ポロニウム210	138.4日
↓タリウム206	4.202分
鉛206	安定

資料)「理科年表　平成28年」より作成

9の半減期が102年なのに対し、ポロニウム210はわずかに138日です。

ポロニウム210は1gで約166TBq（テラベクレル）のα線を放出します。壊変熱は500℃に達し、520kJのエネルギーを発します。人工衛星用の原子力電池の熱源として利用されたこともありますが、プルトニウムの優位性が認められ、それ以降はプルトニウムが使われるようになっています。

体内に摂取した場合、その毒性はきわめて強く、半数致死量は青酸カリの約37万倍、人間がつくり出した最強の毒物とされるVXガスの240倍に相当します。

●放射性物質が殺人事件に使われた!!

「ポロニウム」の名を一躍、世界に知らしめるきっかけとなったのは、2006年11月、ロンドンで起こったリトビネンコ殺人事件です。

アレクサンドル・リトビネンコは、旧ソビエトのKGB（国家保安委員会）やロシアのFSB（連邦保安庁）などの防諜部門の幹部でした。しかし1998年、同僚7名とともに記者会見を開いて上層部の犯罪行為や非合法活動を告発した後、イギリスに亡命しました。

2006年11月1日、彼は自称イタリア人の大学教授とロンドン市内の寿司バーで会食。その日のうちに体調を崩し、入院しました。最初はタリウムによる毒殺未遂が疑われましたが、11月22日に毒物は放射線物質であると発表されました。

毒物を盛られたのは、おそらくイタリア人教授と会った当日。具体的な方法は不明ですが、お茶に混入されたと考えられています。

11月23日、リトビネンコは多臓器不全により死亡。翌24日、放射性物質がポロニウム210だったことが報じられ、25日には「自分はロシアのプーチン大統領によって殺された」というリトビネンコ本人の遺書が公開されました。

大量のポロニウム210をつくるには、原子炉や加速器が必要です。素人が個人の実験室で簡単につくれるような物質ではありません。おそらく世界を見渡しても、ポロニウム210を大量生産できる国は、ロシアやイギリスを含めて10か国くらいしかないでしょう。

その後の調査で、モスクワとロンドンを結ぶ航空機の客室で少量の放射線反応が出たことが判明します。ポロニウムが体内に取り込まれると、生体細胞の構造や免疫機能が破壊され、白血球が急速に減少します。しかし、ポロニウムが発するα線は、β線やγ線と違って透過力が弱いため、紙1枚でも遮ることができます。皮膚の角質層も透過できません。したがって外部被曝はさほど危険ではなく、鞄やポケットに入れて飛行機に搭乗することも可能なのです。

なお、2004年に亡くなったパレスチナ解放戦線（PLO）議長のヤセル・アラファトの死因も不明とされていましたが、生前の本人の衣類からポロニウム210が検出されたことで、同じくポロニウムを用いた暗殺が疑われています。

●祖国にちなんでキュリー夫人が命名

ポロニウムを発見したのは、フランスのキュリー夫妻です。1903年に夫妻がノーベル物理学賞を授与されたのは放射能の研究に対してであり、アンリ・ベクレルや夫のピエール・キュリーとの共同受賞でしたが、夫の死後、1911年にマリ・キュリー夫人が単独で授与されたノーベル化学賞が、ポロニウムとラジウムの発見等に対してでした。

ポロニウムが存在することは、すでにロシアの化学者ドミトリ・メンデレーエフによって予言されていました。メンデレーエフは1869年に周期表を発表したことで知られています。しかし、当時の周期表には空白部分、つまり理論的には存在するけれど、現実には発見されていない原子がいくつかありました。その一つが原子番号84の物質です。

キュリー夫妻はまず、夫のピエールが開発した放射能測定機器を用いてピッチブレンドの放射線量を測定し、ウランの4倍以上の線量を検出。ピッチブレンドにはウランと異なる放射性物質が含まれているはずだと考えました。そして、ウラン鉱山から何トンもの鉱石屑を譲り受け、手仕事で砕き、煮沸、沈殿、濾過によって不純物を取り除き、溶液を分離結晶させるといった作業を根気強く繰り返しました。

キュリー夫妻の時代には、原子炉も加速器もありません。放射能の恐ろしさも、誰一人として知りません。放射線が身体に及ぼす悪影響が言われ始めたのは、１９２０年代に入ってからです。キュリー夫妻は小さな実験室で、まったく無防備な状態で研究を続けたのです。

１８９８年、夫妻はついに原子番号84の分離に成功しました。その物質は、夫人の祖国ポーランドにちなんで「ポロニウム」と名付けられました。二人は続いてラジウムの分離にも成功しています。

しかし、夫妻自身の健康もむしまばれていました。夫のピエールは１９０６年に荷馬車の事故でなくなりましたが、妻のマリの死因（１９３４年）は再生不良性貧血でした。放射線被曝による造血障害の一つです。

そして、ポロニウムの発見から１００年以上たった今も、キュリー夫人が残した研究ノートは放射線を発するため、鉛の箱に入れて厳重に保管されています。

抜群の安定感が人類の危機を招く

フッ素・フロンガス

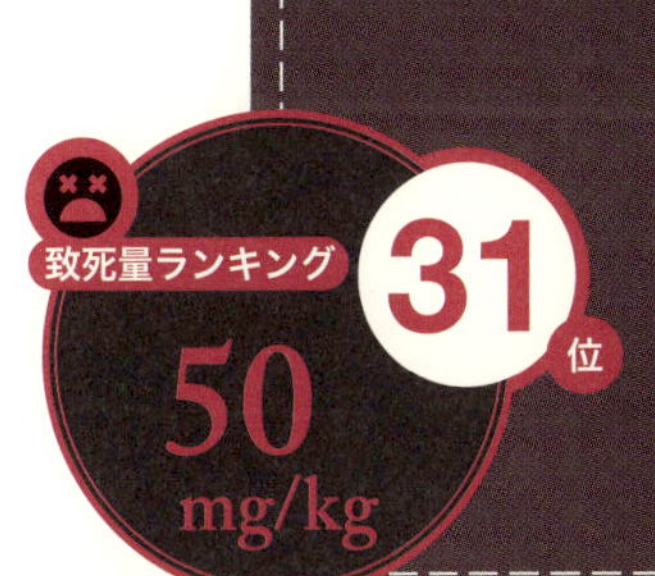

（フッ化ナトリウムとして
経口摂取した場合）

フッ素はとても便利な物質です。あらゆる物質を安定させるため、溶媒、防腐剤などに幅広く使われています。フッ素化合物のフロンも冷却剤や圧縮ガスとして重宝されてきました。しかし、安定も過ぎれば毒。かえって生体や環境に悪影響を及ぼす可能性があります。

●化合物は防腐剤、防虫剤として使われる

フッ素（F）はハロゲン（周期表第17族）の一つで、常温では塩素に似た臭いのある黄緑色の気体です。

天然には蛍石（フッ化カルシウム）や氷晶石などの化合物として産出します。単体で存在することはありません。きわめて強い化学作用をもち、ヘリウムとネオン以外のほとんどの元素と反応して、すぐフッ素化合物（フッ化物）に変わるためです。

フッ素自体は不安定で酸化作用の強い猛毒です。白金さえも酸化させてしまうのです。しかし、ひとたび化合物になるとひじょうに安定し、変質することがありません。

その性質を利用して、フッ化水素（HF）やフッ化ヨウ素（IF_5、IF_7）、フロン類などの化合物は、第二次世界大戦中から冷媒やフッ素樹脂、防腐剤、防虫剤などに幅広く用いられてきました。

身近なところでは、フッ素入りの歯磨き粉があります。歯の表面をフッ化ヨウ素でコーティングすることでエナメル質を安定した状態に保ち、酸化を妨ぐとともに、虫歯菌の侵入を防ぎます。歯科医院へ行けば直接、フッ素コーティングをしてくれますし、アメリカなどでは虫歯予防のため水道水にフッ素を混ぜています。

また、新薬の開発においても、有効成分が化学的に安定しないときは、フッ素を加えて安定させるのが、もっとも簡単な解決法として常道となっています。

ただし、フッ素自体は毒ですから、そのまま口に入れてはいけません。フッ素を過剰摂取すると、骨硬化症や脂質代謝障害、糖質代謝障害などのフッ素症を引き起こすという指摘もあるからです。

●フロンガスが皮膚がんを起こすメカニズム

フッ素の大きな特徴は、第一に単体では反応性が強く、化合物になりやすいこと。第二に化合物になると、きわめて結合力が強く安定することです。用途や目的によっては便利な物質ですが、逆にたいへん困った物質となる可能性があります。

不安定なフッ素は単体では自然界に存在しないとこれまで言われてきましたが、２０１２年、鉱物の中から単体でのフッ素が見つかったと報告されました。自然界にはまだまだ予期せぬ毒があるのです。

安定も、過ぎれば「毒」となるのです。その象徴がフロンガスでしょう。

フロンガス（フルオロカーボン）は、炭化水素とフッ素の化合物の総称です。冷凍冷蔵庫の冷却剤やスプレー用の圧縮ガスとして扱われてきましたが、１９９０年代になって成層圏のオゾン層を破壊する危険性が指摘され、先進国間の取り決めでは全面的に使用禁止となりました。

地上で冷媒やスプレー用の圧縮ガスとして使われるフロンガスが、いったいなぜ、はるか上空のオゾン層に影響するのでしょう。それこそが安定

フロンガスがオゾン層を破壊するメカニズム

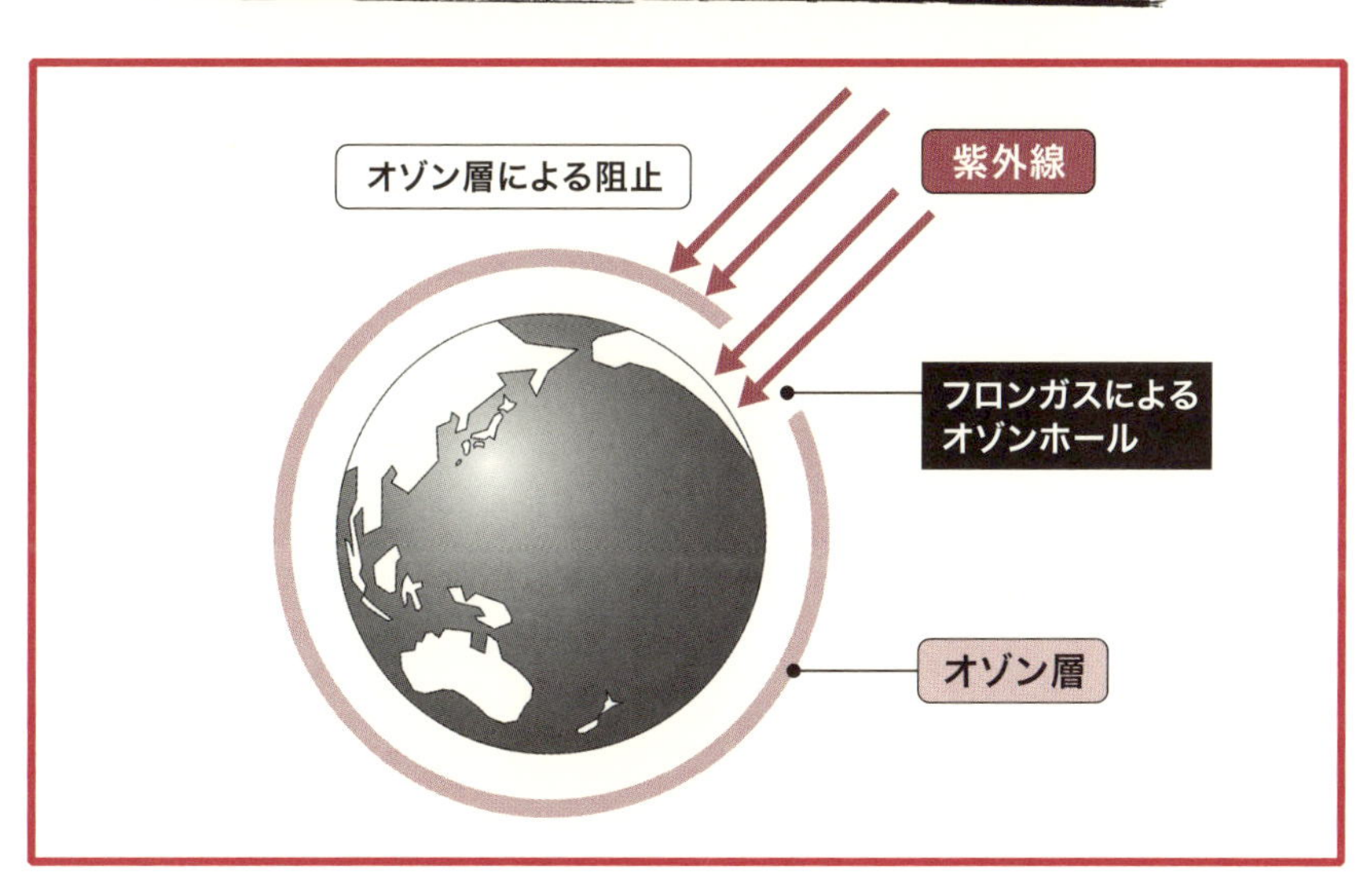

性の故なのです。

フロンガスは軽いので、大気中に放出されればどんどん上昇します。結合力が強いから壊れることなく、成層圏のオゾン層にまで到達します。そこで初めてオゾン（O_3）と反応し、オゾン層を破壊するのです。

オゾン層では、化学的に安定な酸素と不安定なオゾンが並存するため、太陽から放出される紫外線を効率よく消滅させることができます。オゾンを酸素に変換するためのエネルギーとして紫外線を消費することで、紫外線が地上に到達するのを防いでいるのです。

ところが、成層圏まで上昇したフロンガスによって、たとえ一部であれオゾンが壊されると、オゾン層に穴が生じることになります。いわゆる「オゾンホール」です。オゾンホールができれば、紫外線が地上まで到達します。そして、皮膚ガンの急増といった深刻な影響を及ぼすのです。

「抗ガン剤」として復活した毒薬

サリドマイド

1950年代から60年代にかけて、世界規模の薬害事件を引き起こしたサリドマイド。「サリドマイド児」は日本も含めて6000人近いとされます。しかしその後、再評価が進み、最近は抗ガン剤として脚光を浴びています。

致死量ランキング 47位

700 mg/kg

未曾有の被害者数を出した薬害事件

1958年、ドイツの製薬会社グリュネンタル社が非バルビツル系鎮静・催眠薬として開発し、世界数十か国で販売された新薬がサリドマイドです。当初は自然な眠りを誘う安全な薬と言われ、つわりを軽減するとして妊婦にも処方されるようになりました。

ところが、グリュネンタル社は動物実験を行っただけで、人間の胎児に対する安全性試験を実施していなかったのです。結果、死産や異常出産が続発。妊娠初期にサリドマイドを服用した母親から、手足の発育不全や「アザラシ肢症」と呼ばれる奇形、聴覚障害などをもつ「サリドマイド児」が多く生まれ、世界規模の薬害事件となりました。

日本では大日本製薬（現・大日本住友製薬）が睡眠薬の「イソミン」や神経性胃炎のための「プロバンM」の商品名で販売。1962年9月に販売を停止し、製品の回収を始めましたが、認定されただけでも300人以上のサリドマイド児が生まれました。ドイツ3000人余、イギリスの450人余に次ぐ人数です。軽症だったケースや死産も含めれば、被害者数は数千人とも言われ、実際にどれくらいの被害があったのかは現在も不明です。

●抗ガン剤としての再承認

一方では、それ以前からサリドマイドの薬効を再評価する機運が高まっていました。ハンセン病の急性症状を一時的に抑制する作用や、ガン細胞の増殖を抑制する効果が認められていたからです。

ガンなどの腫瘍が成長するには、新しい血管の形成（血管新生）が必要です。ガン細胞は、血管を新生するための増殖因子を自ら分泌し、新生を促進するのです。ところが、サリドマイドには血管新生を抑える作用があるため、ガン細胞に栄養分や酸素が運び込まれるのを妨ぎ、ガン細胞の増殖を抑えることができます。新生血管を経由して起こるガンの転移を防ぐことも可能です。

2005年、厚生労働省はサリドマイドを希少疾病用医薬品（オーファンドラッグ）に指定。2008年には多発性骨髄腫の治療薬として、サリドマイドの製造販売を再承認しました。他に、カポジ肉腫、腎臓ガン、悪性神経膠腫、糖尿病性網膜症、黄斑変性症などに対する有効性も報告されています。

サリドマイドは、ふたたび薬品として認められたのです。

●光学異性体としての研究が始まる

研究が進むにつれて、サリドマイドが光学異性体をもつこともわかってきました。

「光学異性体」とは、分子式は同じでも、原子の結合状態や立体的な配置が異なるため、右手と左手のように対称的な構造をもつ化合物のことです（次ページ図参照）。

光学異性体のしくみ

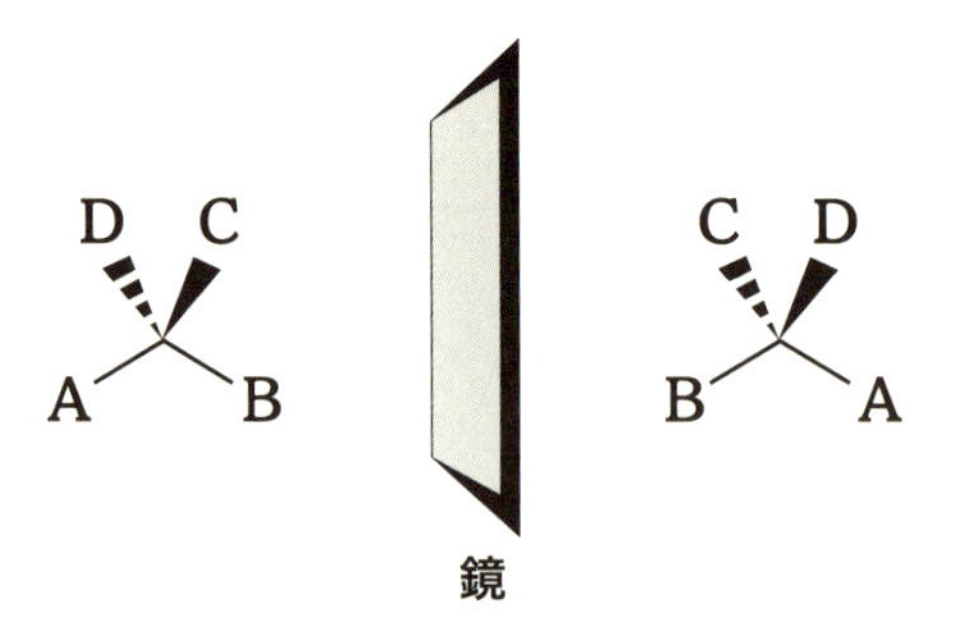

真ん中の炭素（不斉炭素）には、A、B、C、Dのそれぞれ異なる原子あるいは分子が結合されています。そのとき、両者は真ん中にある鏡に互いが映ったように見えますが、けっして重なることはありません。この性質を「キラル」と呼び、この両者を「光学異性体」または「鏡像異性体」と呼びます。

右手と左手は似ているけれど、同じではありません。サリドマイドの光学異性体も薬理活性、つまり物質としての性格が異なります。サリドマイドのL-体は催眠効果を有しますが、D-体は奇形性効果をもつのです。ただし、ヒトに投与すると互いに変換することが報告されています。

生体は、光学異性体の2種類の分子から、片方だけを認識して選択的に利用することができます。しかし、光学異性体をもつ物質を人工的に合成する場合、L-体あるいはD-体だけを選んで合成するのは困難です。これに対して、両方できたものからどちらか一方を分離するという方法がこれまで行われてきました。

2001年にノーベル化学賞を受賞した野依良治博士は、ある種の化合物を用いて、最初から目的とする1種類だけを合成（不斉合成）しました。このことがノーベル賞の受賞に結びついたのです。

自然に触れるとは毒に近づくこと――あとがきに代えて

本書では、毒が特殊なものではなく、意外に身近に存在することを知っていただくことを目的としました。毒と銘打つと生か死かと極端な状況を想像する場合が多いのですが、実は、身近な成分で、ちょっと気分が悪くなったり、嘔吐したりということが頻回に起こっていることをお伝えしたいと思いました。

個人的な話ですが、私には5人の叔父がおります。この5人のうち3人が警察官でした。田舎の私の家には盆正月は言うに及ばず、休みになるとこれら叔父が集まって来ました。もちろん、個別の事件の話などは一切しませんでしたが、子どもの頃から警察の独特の雰囲気を知ることができました。

そのため、犯罪、とくに毒に対する興味が成長と共に大きくなってきました。最初は推理小説などを読んでいましたが、あまりにリアリティがなく、読まなくなりましたが、毒への興味は尽きることがありませんでした。大学生、大学院生と研究を重ねると、既にわかっている毒の量を正確に測る（定量する）ことさえ難しく、ましてや、未知の毒を最初から推定し、探しあて、定量することとは至難の業であることを知りました。

私たちの周りには、未だ知られていない毒が無数にあります。だからと言って、特別に怖がる必要はありません。人間はその長い歴史の中で毒を避けるような食生活や生活様式を見出してきたからです。

＊　　＊

そうした点で、近年の健康ブームの中で、自然のものは無条件に素晴らしいという主張を見かけることがあります。しかし、それは本書で記したような毒に近づくことでもあるのです。そうしたことを理解することが、より安全なアプローチになるのではないかと思います。

本書が読者の皆さんの毒に対する理解を深めるためにお役に立てば幸いです。

著者　記す

■井上　浩義（いのうえ　ひろよし）
1961年生まれ。慶應義塾大学医学部教授。理学博士、医学博士。専門は薬理学、生理学、高分子化学、原子力学。医薬品の開発を通じてPM2.5やナノ粒子の研究をするかたわら、食や健康についての造詣も深く、エゴマ油が身体に良いことをテレビで解説し、一大ブームを巻き起こした。親族に警察官がいたことから幼年期より毒に興味を持ち、大学院生に至るまで研究を重ねる。昨今、健康志向が高まる中で、自然なものに近づくことは毒にも近づくことを知ってほしいと訴えている。
主な著書に『アポラクトフェリンのすべてがわかる本』『ここまでわかったPM2.5本当の恐怖』『しなやか血管とサラサラ血液はえごま油でつくる！』（いずれもアーク出版）、『えごま油で健康になる』（洋泉社）、『食べても痩せるアーモンドのダイエット力』（小学館）、『知りたい！医療放射線』（共著、慧文社）など多数。新聞、雑誌などへの執筆をはじめ、「あさイチ」などテレビでも活躍中。

知らないと危ない
毒の話

2016年4月20日　初版発行

■著　者　井上　浩義
■発行者　川口　渉
■発行所　株式会社アーク出版
〒162-0843　東京都新宿区市谷田町2-23　第2三幸ビル2F
TEL.03-5261-4081
FAX.03-5206-1273
ホームページ http://www.ark-gr.co.jp/shuppan/
■印刷・製本所　新灯印刷株式会社

ISBN978-4-86059-164-9